Bettina Schmidt

Die Alchemie der Wechseljahre

**Die Zeit der Veränderung
und des Neuanfangs
natürlich begleiten**

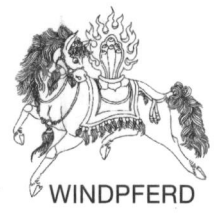

WINDPFERD

1. Auflage 2019
© 2018 by Windpferd Verlagsgesellschaft mbH, Oberstdorf
Alle Rechte vorbehalten
Umschlaggestaltung: Jennifer Jünemann | www.bitdifferent.de
Verwendete Illustrationen: Evgenii Naumov @123rf.de
Vignette im Innenteil: Jennifer Jünemann | www.bitdifferent.de unter Verwendung
einer Illustration von Anna Volkova @123rf.de
Lektorat: Sylvia Luetjohann
Satz und Layout: Marx Grafik & ArtWork
Druck und Bindung: C. H. Beck, Nördlingen

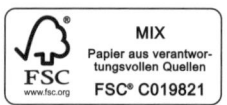

FSC www.fsc.org

MIX
Papier aus verantwor-
tungsvollen Quellen
FSC® C019821

Printed in Germany
ISBN 978-3-86410-203-5
www.windpferd.de

Inhalt

Vorwort

„So, wie du den Weg, den das Eis die Berge hinab nimmt,
nicht ändern kannst, liegt es nicht in deiner Hand, was
auf dieser Welt passiert, du kannst nicht beeinflussen,
wann die Krabbentaucher zurückkehren oder die Wale.
Du kannst nur auf sie warten und sie dann jagen, wenn
sie da sind. Das Einzige, was du bestimmen kannst, ist,
wie du selbst die Welt siehst."

(Birgit Lutz, Grenzerfahrung Grönland, S. 18)

In der Regel zwischen dem 45. und dem 55. Lebensjahr stehen Frau und Mann am Scheideweg ihres Lebens und haben nun die Qual der Wahl, in welche Richtung sie sich für den Rest ihres Lebens orientieren wollen. In dieser Zeit um die 50 haben sie meistens einen Job, den sie oft nicht mehr weitermachen wollen, weil er ihnen häufig sinnentleert erscheint. Schon allein der Gedanke, ihn noch weitere, ja, 17 Jahre durchziehen zu müssen, macht Angst und treibt sie in depressive Verstimmungen, die oft zu Schlaflosigkeit und innerer Unruhe mit Herzrasen und nervösen Störungen führen. Dann geraten die Körperhormone noch außer Rand und Band und schließlich bleibt oft kein Stein des bisherigen Lebens auf dem anderen. Familien werden im schlimmsten Fall auseinandergerissen, denn die Jagd nach etwas Besserem, Neuem, nach etwas, das einem noch einmal einen Kick versetzt, hat begonnen. Klingt alles nicht sehr vielversprechend, oder?

Doch im Keim des sterbenden Lebens liegt schon der Keim eines neuen. Es ist spannend, letztendlich bei sich selbst zu sehen, wie der Mensch sich noch einmal komplett neu erfindet. Was für ein Mut und eine innere Kraft treiben uns voran? Sind das die Wechseljahre oder ist es nur der 50. Geburtstag? Und gibt es sie wirklich, die Wechseljahre, oder werde ich einfach nur alt? Eine eindeutige Antwort darauf scheint es nicht zu geben. Dennoch kann frau sich sicher sein, dass etwas wechselt. Mit einer großen Portion Glück findet dieser Wechsel nur auf körperlicher Ebene statt. Oder vielleicht ist das Glück, wenn nichts passiert, außer dass die monatlichen Blutungen wegfallen, auch Ignoranz? Wer seine Seele und seinen Körper verleugnet, der kann alt werden, keine Frage, doch die Frage nach dem Wie bleibt unbeantwortet. Die Jahre des Wechsels sollten Grund genug sein, sich sein Leben noch einmal genauer anzuschauen.

Ich habe versucht, den esoterischen Part weitgehend auszusparen, aber ganz ausknipsen kann man ihn nicht. Auch darauf muss man sich einlassen, nicht auf die Esoterik, aber auf die Mystik des Lebens. Nicht ganz einfach, wenn man wenig damit zu tun hat oder zu tun haben will. Meiner Ansicht nach hat die Nabelschau der Nachtseite unserer Seele mit Angst zu tun: Angst vor dem Unbekannten, vor dem Unbeherrschbaren. Es ist in unseren Genen, in unserer DNS gespeichert. In Zeiten tiefster Entspannung kommt es plötzlich in uns hoch und macht uns Angst, obwohl wir das Wissen tief in uns tragen, dass alles gut wird und alles ist, wie es ist. Ich glaube, neugierig muss man bleiben, denn das Leben hat noch so viele spannende Momente zu bieten. Doch die klopfen nicht an die Tür, sondern man muss sich selbst auf Trüffelsuche begeben. Sie liegen überall herum, man muss nur die Augen offenhalten und sich bücken, um sie auszugraben.

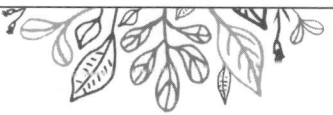

Ich werde 50

„My way is not the only way"

– Angaangaq Angakkorsuaq, Ältester der Eskimo-Kalaallit –

Anfang Mai sitze ich im Reisebüro. Vor mir eine fesche Brünette, gepflegt und mit schönen rot lackierten Fingernägeln. Als ich ihr erzähle, dass ich vor kurzem 50 geworden bin, lacht sie laut auf und wirft ihren Kopf in den Nacken. Gut sieht sie aus, stelle ich neidlos fest. „Ja", sagt sie, „ich bin letztes Jahr auch 50 geworden und alle meinten, das ist doch furchtbar und ich wäre nun bestimmt sehr traurig." Wieder lacht sie. „Aber wissen Sie was?", sie lacht erneut, „ich habe mich noch nie so gut gefühlt in meinem Leben. Und ich habe jeden Tag gefeiert." Ich bin begeistert. Wenn ich in einem Jahr auch so aussehe ... wunderbar. Doch zuvor möchte ich im August mit meiner kleinen Familie nach Hawaii. Ich nehme es schon einmal vorweg: Daraus wurde nichts. Kurz bevor wir die Reise antreten wollen, wird der italienische Opa sehr krank. Anstatt nach Hawaii geht es nach Frankreich, dann können wir schneller nach Hause, sollte es dem Opa schlechter gehen. Ja, auch das gehört nun dazu, die Eltern sind eben mit uns alt geworden. Alt werden und Wechseljahre, Themen, die schon seit einiger Zeit auf meiner Agenda stehen.

Irgendwie ist sehr viel mit mir passiert und ich stelle in diesem Jahr fest, sozusagen im Rückblick, dass mich die Wechseljahre physisch nicht so sehr im Würgegriff haben, doch psychisch allemal. Ich komme in diesem Jahr zu dem Entschluss, ich bin der Tiefe meiner selbst noch nie bewusst so nah gewesen. Meine persönliche Nabel-schau bewirkt, dass ich bestimmte Situationen in meinem Leben nun besser verstehe und ich mich sehr viel besser so annehmen kann, wie ich bin. Ich brauche keine Bestätigungen durch andere mehr, ich bin mir selbst gut genug. Das ist ein schönes Gefühl, selbst wenn es nicht immer präsent ist.

Nun muss ich dazu sagen, dass ich das große Glück habe, in einer Welt zu leben, die es mir erlaubt, mich eingehend mit einer persönlichen Innenschau zu beschäftigen. Während andere Frauen auf dem Mittelmeer um ihr Leben kämpfen oder in Kriegsgebieten auf der Flucht sind, ist mir als Europäerin der Luxus gestattet, wie die alten Griechen zu philosophieren und mir Gedanken darüber zu machen, was die Welt im Innersten zusammenhält. Dazu durfte ich die Zeit der Wechseljahre sozusagen als Entschuldigung zur Ausrede nutzen, wenn ich schon wieder einmal vor lauter Gedankenströmen nicht schlafen konnte und die dunklen Ringe um meine Augen es zu ansehnlicher Größe schafften. Obwohl mein Gedankenaustausch mit anderen Wissenden und Suchenden nicht in den luftigen Hallen griechischer Bauwerke stattfindet, sondern im Wohnzimmer mit dem Laptop auf dem Schoß. Was für ein unbeschreiblicher Luxus, genügend Zeit zur Verfügung zu haben, um einfach nur zu denken. Früher war das meist den Männern vorbehalten, denn oft war es nur ihnen erlaubt, sich dem Reichtum der Gedanken hinzugeben, um sie danach kundzutun.

Es ist das Jahr 2016 und es wird ein Sterbejahr werden. Doch ich weiß davon noch nichts und nehme mir vor, nur schöne Dinge zu tun – selbst wenn man mich für bekloppt hält, weil ich unglaublich viel Geld ausgeben werde, denn ich habe eine Entschuldigung oder gleich zwei: Ich werde fünfzig *und* ich bin in den Wechseljahren. Doch es sind noch ein paar Monate hin bis zu meinem Geburtstag. Es ist Januar und ich sitze in der Küche und überlege, was ich dieses Jahr gern Besonderes machen möchte. Nun, ich würde gern nach Alaska und Hawaii fliegen und mit einer Freundin in einem alten Moskwitsch durch Russland fahren. Sich einfach treiben lassen und schauen, was so passiert. Bei Letzterem weiß ich nicht, wie ich meine vierwöchige Abwesenheit meiner Familie verkaufen soll, und so rutscht dieses Unternehmen wieder einmal nach unten auf der „Before I die"-Liste.

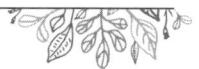

Was kann Ich nur tun, damit das Jahr, in dem ich 50 werde, besonders wird? Plötzlich kommt mir eine Idee: Ich wollte immer schon nach Bayreuth auf die Festspiele! Schauen wir doch einmal, wie man sich bewirbt. Denn so hat es mir eine Freundin beschrieben. Man bewirbt sich und irgendwann ist man dran und kann sich die Tickets kaufen. So war es jedenfalls bis vor zwei Jahren, denn als ich auf die Webseite der Bayreuther Festspiele schaue, bin ich in diesem Augenblick online zum Ticketkauf. Meine Güte, ich kann sofort Karten haben für die Wagner-Festspiele. Sofort! Ich muss mich innerhalb von 10 Minuten entscheiden. Doch wer kommt mit mir mit? Allein? Ich weiß nicht. Ich schreibe eine Nachricht an meine Freundin Carola, wir kennen uns schon seit unserem 16. Lebensjahr. Sie ist begeisterte Operngängerin. Und sie sagt zu! Ich habe noch vier Minuten. Oh Mann, die Tickets sind ganz schön teuer. Doch wurscht, ich kaufe sie. Bei den diesjährigen Bayreuther Festspielen sind wir dabei! Herzlichen Glückwunsch. Auch wenn ich bis dato nicht weiß, dass dieses Jahr in Bayreuth ganz anders sein wird. Kein roter Teppich, keine Stars und Sternchen. 2016 wird schon wieder ein Jahr des Terrors, ein Jahr des Angriffs auf unsere demokratische Freiheit sein. Noch weiß ich nichts davon und bin komplett aus dem Häuschen vor Freude. Carola und ich werden in den nächsten Monaten bei eBay unglaublich schöne lange Festtagskleider zu unglaublich günstigen Preisen ersteigern. Wir werden uns künstliche Wimpern unter sehr anstrengenden Bedingungen bei der Kosmetikerin ankleben lassen und French Nails auf die Fußnägel drapieren. Wir werden toll aussehen mit unseren künstlichen Beautygeheimnissen. Doch einen Tag, bevor die Reise losgehen soll, passiert das Unfassbare: Carola ruft mich an und erzählt mir mit tränenerstickter Stimme, dass sie nicht mitkommen kann. Ihr Vater ist plötzlich gestorben und jetzt wäre so viel zu regeln. Das Leben hat volle Breitseite zugeschlagen. Wir fahren trotzdem zwei Tage später, Carola braucht dringend Abstand. Es wird eine schöne Zeit mit viel Wehmut, denn ich kannte ihren Papa 25 lange Jahre. Einen Tag, bevor wir wieder nach Hause reisen, stirbt unerwartet der Mann einer Freundin. Ich bin fassungslos und diesmal haut es mich ordentlich aus den Latschen. Das war ein Toter zu viel in so kurzer Zeit, denn auch 2015 sind zwei Menschen gegangen, die, vom Alter her gesehen, doch noch bei uns sein sollten. Ich werde unsicher und habe Angst, dass es noch mehr Tote in meinem persönlichen Freundes- und vielleicht auch Familienkreis geben wird. Doch es bleibt bis zum Ende des Jahres ruhig, auch wenn der italienische Opa Mitte des Jahres mit einem heftigen Schlaganfall noch für viel Aufregung sorgen wird.

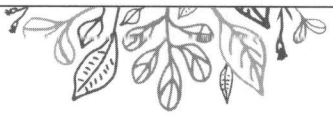

Die Nachtseite der mittleren Jahre oder die Mystik des Lebens

„What a wonderful life I've had!
I only wish I'd realized it sooner"

– Colette in *The Happiness Project* von Gretchen Ruben –

Einigen wir uns darauf, dass es die Wechseljahre gibt, denn sonst hätte ich weder dieses Buch geschrieben noch hätten Sie es gekauft. Meiner Ansicht nach ist die Zeit der Wechseljahre geprägt von Jahren sichtlicher körperlicher Veränderungen, aber vor allem bemerken wir die Grenzen unserer persönlichen Leistungsfähigkeit jetzt spürbar. Ich könnte fast sagen, es passiert in einer einzigen Nacht. Man wacht auf und von Stund an geht nichts mehr so, wie es vorher ging, überall zwickt und zwackt es. Vielleicht zwickte und zwackte es vorher auch schon ordentlich, das ist natürlich von Frau zu Frau unterschiedlich. Doch nun scheint eben auch der Zeitpunkt gekommen, wo zusätzlich etwas innerlich passiert. Auf einmal ist der Morgen anders als der Morgen davor, irgendetwas ganz tief im Bauch grummelt vor sich hin. Ein noch nie dagewesenes Gefühl meldet sich, das sich zunächst sehr fremd anfühlt. Für mich persönlich bedeutet die Zeit der Wechseljahre die letzte große Korrektur im Leben. Eine Korrektur von tiefgreifender Qualität, die solche Überlegungen hinterfragt wie: Woher komme ich, wohin gehe ich, was macht mich aus, warum existiere ich, weshalb ist mein Leben so und nicht anders und bin ich glücklich damit? Jetzt geht es ans Eingemachte, an den Urschleim, an die Basis. Und wer trotzdem so weitermacht wie bisher, dem setzt der Körper immer heftigere Grenzen. Sicherlich geht das Leben auch so weiter. Dennoch wäre dieses Leben schöner, wenn wir aus der Phase der ungewohnten Befindlichkeiten, sozusagen unserer persönlichen Nabelschau gefestigt herausgingen. Der Zeitpunkt ist gut!

Dieses Buch entspricht der persönlichen Sicht meiner Wechseljahre. Es ist meine ganz persönliche Korrektur, auf die mich das Leben aufmerksam gemacht hat. Ich hatte die Wahl: Mache ich die Augen zu und laufe so schnell, wie es nur irgendwie geht, durch diese Zeit oder nehme ich die Herausforderung an, damit ich nicht in 10 oder 20 Jahren mit einer fetten Depression auf dem Sofa liege und es nicht mehr schaffe aufzustehen? Ich will den Rest meines Lebens – und das wird mit Sicherheit länger sein, als wir es uns vorstellen können – nicht mit Botox und „Mother's little helpers" camouflieren (oder tarnen). Wir sind die Ersten einer kriegsfreien Generation, die in einer Gesellschaft groß geworden sind, die es einer Frau erlaubt, eigene Entscheidungen zu treffen. Wir sind die Ersten, die über Wechseljahre sprechen dürfen – genauso wie über postnatale Depressionen, Fehlgeburten oder Schwangerschaftsunterbrechungen. Wir sind aber auch die Ersten, die die Chance haben werden, ein hohes Alter zu erreichen und dabei den größten Teil der Jahre jenseits der 80 dank einer ausgereiften Technik selbstständig zu bleiben. Die Kehrseite der Medaille ist: Noch nie haben wir uns von den Medien, der Gesellschaft und der Medizin dermaßen gängeln lassen, um fit, schön, schlank und leistungsfähig zu bleiben. Doch der eigene Körper fordert mit einem Mal Respekt ein, schließlich hat er uns den größten Teil unseres Lebens ohne Murren durch die Jahre getragen. Und weil man Respekt vor dem eigenen Ich lernen muss, und zwar über viele Jahre, sollte man spätestens jetzt damit anfangen. Wer täglich seine Seele ignoriert und seinen Körper vergewaltigt, vor dem tut sich ein Abgrund auf, vor dem man dann jeden Tag mit den Füßen auf und ab wippt, bis man das Gleichgewicht verliert.

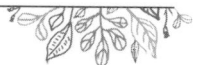

Irgendwo habe ich einmal gelesen, dass Wechseljahre Wandlungs-jahre seien. Ist es so, wandelt sich wirklich etwas? Fest steht: Bei den Frauen geht die Zeit der Fruchtbarkeit zu Ende, bei den Männern sinkt der Testosteronspiegel. Das alles passiert bei den meisten im Alter zwischen 40 und 55, die Generation Golf befindet sich in der Midlife-crisis. Diese Phase des Lebens nennt die Wissenschaft *Klimakterium*, was aus dem Griechischen kommt und so viel wie „kritische Zeit" bedeutet. Nun kann man diese Zeit galant meistern, indem frau sich ihre kleine persönliche Botoxspritze in ihr Kosmetiktäschchen packt. Dann wird eben nicht mehr aufs Klo gegangen, um sich die Nase zu pudern, nein, frau spritzt sich gleich und direkt die Nasolabialfalte weg. Danach wirft sie sich noch ihre Hormonpräparate ein und weiter geht das Powershoppen. Wer Glück hat, der kann damit die ekelhaften Hitzewallungen auf ein erträgliches Maß reduzieren – genauso wie das Gewicht. Dennoch passiert es, dass frau in einer wichtigen Vorstands-sitzung raus muss, weil ihr plötzlich und ohne Vorwarnung die Tränen in die Augen schießen. Dann juckt die Haut mit einem Mal und aus-schlafen *können* wäre ebenfalls mal wieder schön. Ja, und im Rücken zwickt es ordentlich und auf der rechten Seite kann frau auch nicht mehr schlafen, weil die Schulter so wehtut. Und wenn frau dann doch endlich einmal eingeschlafen ist, dann wacht sie mitten in der Nacht auf, weil das Herz so rast. Dann wäre da noch die Sache mit den Ne-benwirkungen bei der Hormoneinnahme, die Liste ist lang und macht Angst. Ja, die Zeit der Wechseljahre oder – wie es bei den Männern so schön umschrieben wird – die Midlifecrisis kann man jahrelang weg spritzen, weg trainieren, weg trinken, weg sabotieren. Doch eines Tages erwacht die Körperseele und haut uns anständig auf die Finger oder boxt uns ins Gesicht.

Mir hat sie ordentlich auf die Finger gehauen. Seit einiger Zeit be-schäftige ich mich nun schon mit dem Thema Wechseljahre. Manch-mal sehr zum Leidwesen meines sozialen Umfeldes, dem, wenn es ein bestimmtes Alter erreicht hat, von mir sofort mindestens eine präkli-makterische Lebensphase angedichtet wird. Doch auch wenn ich viel-leicht bei manch einer über das Ziel hinausschieße, frau möge mir ver-zeihen, bin ich leicht bis mittelschwer darüber entsetzt, wie wenig die Frauen ihren Körper kennen und das Thema Wechseljahre unbewusst zur Seite schieben. Erst wenn die Hitzewallungen unerträglich wer-den, fangen sie an, sich irgendwelche Pillen einzuwerfen. Alle anderen

Symptome, die sich bis dato noch nicht mit aller Kraft ihren Weg in die Freiheit gebahnt haben, werden schön weggedrückt und zugedeckelt. Geht irgendwie, ist nicht so schlimm, passt schon. Das Problem, das ich sehe, sind nicht die Hitzewallungen, das Problem ist, dass sich oft unerklärliche körperliche Symptome (zum Beispiel Schlafstörungen, Gewichtszunahme, depressive Verstimmungen) manifestieren, die dann mit alternativen Heilmethoden zunächst nicht mehr behandelt werden können. Oft helfen da nur Antidepressiva oder in schweren Fällen eine Klinikeinweisung. Dabei hätte der Spruch „Gefahr erkannt, Gefahr gebannt" sicherlich einiges verhindern können. Wechseljahre sind physiologisch und unausweichlich. Psychologisch werden die Wechseljahre eher mit Niedergang, Alterung und Tod gleichgesetzt. Die sogenannten Naturvölker gehen nicht unbedingt menschlicher damit um als die westlichen Industrienationen. Bei den Gisu in Uganda verliert eine Frau, wenn sie keine Kinder geboren hat, ihren kompletten gesellschaftlichen Status und begeht oftmals Selbstmord. Im Tschad erhöht sich dagegen ihr gesellschaftlicher Status, vorausgesetzt sie hat Kinder geboren und damit dazu beigetragen, das Überleben der Sippe zu sichern. In Neuguinea werden die Wechseljahre der Frau unterschiedlich behandelt: Bei den Tin Dama zum Beispiel hat die Frau nach den Wechseljahren kein soziales Leben mehr. Mit der sogenannten Trauer-Eröffnungszeremonie wechselt die Frau nicht nur ihren Namen, sie verliert auch ihren Status und ihre körperliche Realität. Sie bleibt bis zu ihrem physischen Tod eine Art Medium zwischen den Lebenden und den Toten.[1] Vielleicht hat dieses Verhalten damit zu tun, dass, wenn es um das Überleben der Sippe geht, darauf verzichtet werden kann, diese „alten" Frauen mit durchzufüttern. Alte Männer lässt man in die Wüste ziehen, alte Frauen wurden zumindest früher sogar von anderen Stammesangehörigen getötet, wenn der Stamm sein Lager abbrach, wie zum Beispiel bei den Sami in Lappland, den San in der Kalahari-Wüste, den Omaha- und Katenai-Indianern in Nordamerika und den Ache-Indianern in Südamerika.

Sicherlich haben sich diese Rituale bei einigen Naturvölkern im Laufe der Zivilisation geändert, trotzdem sollten wir uns dessen bewusst sein, dass die Natur auch grausam sein kann.[2] Doch einige Be-

---

1 Jared Diamond: *The world until yesterday,* Viking Press 2012 (S. 214 – 240)
2 Evelyne Majer-Julian: *Homöopathie für die Wechseljahre,* Naranya Verlag 2013 (S. 214 – 240)

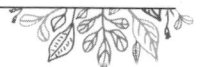

schwerden scheinen typisch für Frauen in Europa zu sein. Das könnte mit der Ernährung zusammenhängen, denn in Asien sind Wechseljahresbeschwerden kaum bekannt. Oder man spricht dort nicht darüber, weil die Frau auf dem Feld hart arbeiten muss, oder man gibt dem Kind einen anderen Namen und behandelt die Patientin mit Wechseljahresbeschwerden aufgrund einer „Yin-Störung". Ich habe während meiner Ausbildung in Akupunktur in den Neunzigerjahren erlebt, wie postnatale Depression in einem Krankenhaus in Hangzhou behandelt wurde. Ich kann sagen, das war nicht optimal. Postnatale Depression gibt und gab es einfach nicht, Schluss, aus und basta. Dabei hätte Reden an erster Stelle sehr viel geholfen. So viel zu den Naturvölkern.

Wir Westeuropäer brauchen uns nur zu besinnen, und zwar auf unsere traditionellen Heilweisen und unser Heilwissen: In der mystischen Tradition des Abendlandes geht man davon aus, dass alle sieben Jahre (bei Männern) und alle acht Jahre (bei Frauen) ein Wechsel der Lebensumstände stattfindet. Die Wechseljahre sind noch einmal ein besonderer Weckruf, bei dem die meisten von uns, sofern sie nicht den Kontakt zu ihrem Körperinneren, ihrer Seele, ihrem Ich, vollständig verloren haben, aus ihren gewohnten Strukturen herausgerissen, wachgerüttelt werden. Natürlich finden zu jeder Zeit des Lebens Wechsel statt, doch letztendlich sind die Wechseljahre die Phase des Lebens, in der sowohl bei Frauen als auch bei Männern ein Wandel eingeleitet, eine Bilanz gezogen wird. Ich verwende hier bewusst das Wort „eingeleitet" wie bei einer Geburt, ein Ereignis, dem niemand entkommen kann, weil der Geburtsvorgang etwas Natürliches ist, das sich seinen Weg nach außen bahnt. Die Geburt kommt, ob wir es wollen oder nicht, und sie kann schmerzhaft und belastend sein oder weniger qualvoll und befreiend. Die Entscheidung liegt in hohem Maße bei uns. Auf körperlicher Ebene zeigen sich besonders die Missstände, die wir bis dato vernachlässigt haben: Hitzewallungen, depressive Zustände, Schlaflosigkeit, Müdigkeit, um nur einige zu nennen. Sie sind Hinweise, die uns ein emotionales Ungleichgewicht aufzeigen, das wir über Jahre abgepuffert haben. Doch der Körper hat nichts vergessen. Er weist uns nur ausdrücklich darauf hin, dass es noch Unstimmigkeiten, ungelöste Probleme gibt. Nun, man kann natürlich dagegen ankämpfen. Doch, so viel sei schon verraten, frau wird den Kampf verlieren. Warum dann nicht gleich selbst angreifen, wo Angriff doch die beste Verteidigung sein soll? Ich sage bewusst „sein soll", denn meine

Verteidigung beruht nicht auf Waffen, wie Hormonen, Botox und Co., sondern ich versuche, den Feind besser kennenzulernen, und hoffe, dass er damit mein Freund wird.

All diese Überlegungen erklären vielleicht im Moment, weshalb mein Wunsch nach Rückzug so stark ausgeprägt ist: Habe ich sonst Bekannte und Freunde getroffen, bin schnell einer Einladung zum Kaffee gefolgt oder habe selbst Netzwerke initiiert, merke ich nun, dass ich vermehrt meine Ruhe brauche. Anderen Frauen kann es passieren, dass sie mit dem Alleinsein ins kalte Wasser geworfen werden. Die Kinder sind erwachsen und brauchen ihre Hilfe nicht mehr, und da die Kinder vorher ein ganzes Stück von ihrem ICH besetzt hatten, rutscht nun ein großer Teil eines Lebensentwurfs den Abhang hinab. Wenn nun auch noch ein oder beide Elternteile sterben, wird es für die meisten ganz hart, denn dann hören sie auf, Kinder zu sein. Sie sind dann nicht nur plötzlich die Alten, sondern mit einem Schlag wird ihrem Leben eine Grenze gesetzt, die nun ‚sichtbar‘ geworden ist. Da muss frau erst einmal heftig schlucken, wenn sie sich das vorstellt, oder? Häufig kommt es noch zu Scheidungen und/oder frau verliert den Job. Verlust, Trennung und/oder Tod können die äußeren Lebensumstände sein. Dazu kommen die körperlichen Veränderungen, wie schon vorher erwähnt, die recht frustrierend sein können. Das alles zusammen ergibt gewaltigen Sprengstoff – und wer sich nicht damit auseinandersetzt, knallt irgendwann ordentlich durch oder gibt den Kampf auf, wird depressiv, fängt an zu trinken oder füllt die Leere mit sinnlosen Kaufräuschen.

Was soll uns in den Wechseljahren bewusst werden? Die Welt, in der wir leben, ist meiner Meinung nach „nur" die Spiegelung des Inneren eines Menschen (oder der Menschen) auf seine äußere persönliche Welt. Das soll nichts anderes heißen als, das, was wir innerlich fühlen, auch nach außen tragen mit unseren Worten und Taten. In guten wie in schlechten Tagen. Unsere äußere Welt haben wir uns geschaffen, in dieser leben wir als ein Teil von einem großen Ganzen. So weit, so gut auch für Nichtesoteriker- und Pragmatikerinnen, darin dürften sie ebenfalls übereinstimmen. Bleibt die eigene äußere Welt eine materielle, eine Welt mit der rastlosen Jagd nach Sex, Drugs & Rock 'n' Roll und Guccitaschen, dann darf wohl im Rückschluss angenommen werden, dass es sich um einen geistlosen Menschen handelt. Wobei geistlos hier nicht mit dumm gleichzusetzen ist, sondern mit einem Fehlen

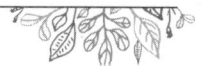

von Selbstreflexion. Alle anderen werden sie spüren, die aufkommenden Wutgefühle und/oder diffusen Ängste. Da steht man/frau da und findet nur schwer eine richtige Erklärung. Erst jetzt bemerken wir, wie wir die Bedürfnisse und Wünsche unseres Ichs meist zugunsten anderer oder für die Jagd nach Macht und Geld fast totgetrampelt haben. Nun kommt es hoch, bricht aus uns heraus, bahnt sich seinen Weg, ob bei Mann oder Frau. Wir verursachen also selbst unsere eigene Krise und der körperliche Wechsel setzt dem Ganzen noch ein Krönchen auf. Kompromisse, die aus unserer Bequemlichkeit resultieren, Abhängigkeiten, die wir im Laufe unseres Lebens eingegangen sind, ja, starke Gefühle von Einsamkeit und tiefem Schmerz, von Verlust, Angst und Trauer, schießen aus uns heraus. Der Verlust von nicht gelebten Chancen, die Angst des Nicht-angenommen-Werdens und des Alleinseins und die tiefe Trauer über ein fast fremdbestimmtes Leben. Nun ist der Zeitpunkt der Neuorientierung und geistigen Menschwerdung gekommen.

Doch was heißt „geistige Menschwerdung"? Vielleicht kann man sich diese so vorstellen: Mit der körperlichen Geburt werden wir in den geistigen Geburtskanal gestoßen. Das Leben wäre demnach ein lebenslanger Geburtsvorgang. Die darauffolgende geistige Geburt, ihre Verbindung mit dem höheren Selbst, ist gleichzeitig unser körperlicher Tod. Diesen Gedanken verkörpern im Grunde genommen alle Religionen, wenn man ihre Hüllen weglässt und nur in ihr geistiges Inneres eindringt. Natürlich muss man keiner Religion angehören, um eine geistige Geburt zu erleben. Doch gibt Glaube generell Halt, einen roten Faden, an dem man sich entlanghangeln kann. Letztendlich geht es bei den Religionen und Glaubensrichtungen darum zu ergründen, woher wir kommen, wohin wir gehen, was Seele ist, was nach dem Tod passiert. Wenn dann kein Glaube da ist, dann kann die Luft zwar dünn werden, aber auch in unbekannten Höhen lässt es sich bekanntlich bei genügend Training noch vortrefflich atmen. Letztendlich weisen alle Glaubensrichtungen in die gleiche Richtung: der Ganzwerdung des Menschen. Die Zeit der Wechseljahre kann dafür da sein, die geistige Geburt voranzutreiben, da sie uns mit der Nase direkt darauf stoßen möchte. Ob wir diese Herausforderung annehmen, liegt an uns. Doch soweit ich das zu diesem Zeitpunkt einschätzen kann, sollte frau das auch tun, da sonst die Gefahr groß ist, des Gefühl zu haben, ein sinnentleertes Leben gelebt zu haben. Die innere Wirklichkeit zu entdecken bedeutet, sich von der Widerspiegelung durch die materielle Welt zu lösen. Alles, was wir zur geistigen Menschwerdung brauchen, ist schon in uns vorhanden, doch oft erheblich getrübt.

Manche Literatur behauptet, dass wir im Moment des sexuellen Orgasmus eine Idee davon bekommen, was eine geistige Vereinigung mit dem Universum bedeuten kann. Das ist starker Tobak, doch brauchen wir außer Worten genauso eine „materielle" Vorstellung von dem, was uns erwartet. Ich persönlich glaube, dass die meisten von uns Angst davor haben, denn es ist die Wahrnehmung der Welt auf einer gänzlich anderen, nicht fassbaren Ebene. Das drücken Frau und Mann ganz gern weg. Doch die Sehnsucht nach dieser geistigen Vereinigung mit dem Universum, die ist in uns von Geburt an vorhanden. Nur wird sie falsch interpretiert: Wir suchen diese Ganzheit in dem Partner und vielleicht drückt sich das umgangssprachlich in der Formulierung aus, wenn manche von uns (in der Regel sind dies Männer) von ihrer „besseren Hälfte" sprechen. Wie schon gesagt: Auch in der sogenannten sexuellen Vereinigung ist die Sehnsucht nach Einswerdung tief verwurzelt. Vielleicht kann uns der richtige Partner auf diesem Weg zur Menschwerdung eine Weile begleiten, doch irgendwann muss auch er uns loslassen, dann müssen wir allein weitergehen.

Das mögen andere Frauen durchaus anders empfinden. Für manche von ihnen ist es wichtig, an dem Erreichten festzuhalten, zum Beispiel an der Familie. Sie sind bemüht, dass es ihren Kindern und dem Mann gut geht, nichts ist wichtiger für sie. Fällt die Familie auseinander oder gehen die Kinder aus dem Haus, erst dann würden diese Frauen morgens nicht mehr aufstehen wollen. Oder das Haus brennt ab und das ganze gesparte Geld unterm Kopfkissen ist weg. Alles futsch, für was frau ihr Leben lang geschuftet hat. Es lohnt sich nicht mehr, von vorn anzufangen, also gleich liegen bleiben. Oder der berufliche Erfolg geht den Bach runter, warum auch immer. Alles rutscht weg. Ein Gefühl, als ob Frau Merkel wieder in der physikalischen Abteilung eines mittelständischen Unternehmens anfängt. Nur dass es eben uns betrifft. Wir befinden uns im freien Fall.

Dies sind Beispiele, die veranschaulichen sollen, dass die Wertigkeiten des Lebens unterschiedlich gewichtet sind. Doch meine Erfahrung ist: Wenn man sich über die Jahre selbst verleugnet hat, dann bricht sich die Urgewalt der Seele – wer bin ich und was wollte ich eigentlich – nun ihre Bahn. Jetzt, wo die Kindheitserinnerungen wie kleine

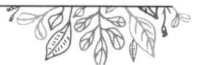

Blasen in einer Limonade aufsteigen, an der Oberfläche schwimmen, bis sie zerplatzen, jetzt kommen die Fragen, die bisher unbeantwortet blieben. Wir tanzen auf einem Vulkan, den wir schon seit unserer Kindheit versucht haben zuzuschütten. Nun knallt und explodiert es gewaltig, denn nur als Kind, Kleinkind, Baby durftest du das sein, wozu du geboren wurdest. Jetzt wäre der beste Zeitpunkt, sich zu erinnern. Was waren deine Wünsche, Träume, Fähigkeiten gewesen? Erinnere dich! Wer oder was wolltest du sein? Hast du die Nestwärme gefunden, die du ein Leben lang gesucht hast? Erinnere dich! Hat man dich endlich respektiert, dich wahrgenommen als der Mensch, der du bist? Hast du die Anerkennung von deinem Vater, deiner Mutter nun endlich bekommen, für die du mit jedem Herzschlag deines Lebens gekämpft hast? Erinnere dich! Hast du den Fußabdruck hinterlassen, den du hinterlassen wolltest? Wird man sich deiner erinnern oder verschwindet deine Seele namenlos im Universum? Das ist der Anfang: Erinnere dich! Sich erinnern, das heißt, der Mystik des Lebens genug Raum geben. Mystik ist nichts anderes als die Beseelung der Dinge. Jeder Mensch ist ein Mystiker. Mystik in diesem Sinne bedeutet, die unbeseelten Dinge um uns herum sinnlich wahrzunehmen, in uns aufzunehmen und nach außen zu tragen. Sie ist die beseelte Wahrnehmung des Augenblicks. Die *unio mystica* ist die Verschmelzung unseres Seins mit dem Universum, die Verschmelzung von Schöpfer, dem Akt der Schöpfung und den Geschöpfen – sie ist die Vermählung des Todes mit der Unendlichkeit der Liebe, das Einswerden mit ihr. Sie bringt uns aus dem Dunkel des Geburtskanals des Lebens in die Geborgenheit des allumfassenden strahlenden Lichtes. Das Einswerden unserer Seele mit dem alles durchdringenden hellen Licht der Geborgenheit. Darin liegt der Sinn unseres Lebens, in dem der Körper nur eine Hülle gewesen ist.

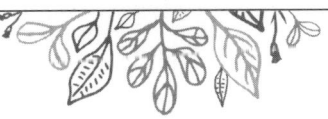

Die Anatomie der Wechseljahre

„Wie eine panische Büffelherde fegt eine riesige Schar sich selbst verwirklichender Frauen rund um den Globus. Und wer nicht mindestens Yoga macht oder eine Gluten-Unverträglichkeit vorzuweisen hat, verhält sich verdächtig."

– Ildiko von Kürthy in *Neuland* –

„Haben Sie ein Mittel gegen stumpfe, glanzlose Haare, die alle zwei Tage fettig am Kopf herunterhängen?", fragte ich genervt die ahnungslose junge Fachkraft in einem teuren Friseurladen. „Meinen Sie eine Haarkur?", erkundigte sie sich und schaute mich mit ihren frisch gelegten, glänzenden Haaren mitfühlend an. „Ja", antwortete ich und überlegte einen Moment, „und zwar für mein grauenvolles Haar, das bis dato glänzend und füllig auf meinem Kopf wuchs. Alle Produkte, die Sie haben. Jetzt und gleich und sofort. Shampoo, Haarkur und alles, was ich sonst noch gebrauchen kann. Das komplette Programm." Die junge Frau hinter der Verkaufstheke wurde hektisch und sah, zumindest für heute, ihren Verkaufstag gekommen. Zwanzig Minuten später verließ ich den Laden mit einer dicken weißen Plastiktüte und 150 Euro weniger im Portemonnaie. Mir war schlecht. So viel Geld für die Pflege meiner Haare auszugeben, ich musste komplett durchgeknallt sein. Von diesem Geld lebt eine Familie mit zwei Kin-

dern eine Woche lang! Und ich würde es auf meinen Kopf schmieren. Aber was sollte ich machen? Seit Wochen sah ich so aus, als würde ich mir die Haare mit Shampoo und Haarfarbe vom Discounter waschen und färben, und zwar alles ohne Haarkur! Ich war frustriert: Ich sah aus wie ein koloriertes Borstenschwein, egal, was ich mit meinen Haaren anstellte. Ich verstand die Welt nicht mehr – bis zu jenem Morgen. Das Thema Wechseljahre gewann am 5. April 2013 um 5 Uhr morgens einen ungeahnten Einfluss: Die Erkenntnis überkam mich so stark, dass an Schlaf nicht mehr zu denken war. Auslöser war die Geschichte einer Freundin, die vor Jahren die physische und psychische Achterbahn ihres Lebens beschrieb, die ich, nach meinen heutigen Erkenntnissen, als „kalten" Einstieg in die Wechseljahre betrachte. Wechseljahre umfassen nicht nur einen Zeitraum von ein oder zwei Jahren, sondern die Post geht schon lange vorher ab. Und an jenem Morgen, nach einer schlaflosen Nacht, traf es mich wie ein Donnerschlag: Ich bin schon mittendrin in der Phase der Prämenopause. Für mich war es der fast lückenlose Übergang von der Stillzeit meines Sohnes in die Prämenopause. Ich war zunächst über diese Erkenntnis erschrocken, da ich überzeugt war, dass die späte Geburt meines Sohnes eine Verschiebung nach hinten mit sich brächte. Denkste, Puppe!

Das einzig Positive ist zunächst einmal, dass meine Menopause und die Pubertät meines Sohnes wenigstens nicht zum gleichen Zeitpunkt stattfinden. Das wäre hochexplosiv. Gleichzeitig frage ich mich, wie sich die Zeit – Menopause versus Pubertät – bei den Frauen gestaltet, die ihre Kinder im Alter zwischen 25 und 35 bekommen haben. Dazu kommt, dass die Männer ebenfalls in diesem Alter ihren persönlichen Höllenritt durchleben, denn auch die kommen in die Menopause: Die Midlifecrisis wird unter Männern mit einem Schulterschlag abgesegnet. Doch leider ist es damit nicht getan, denn die Krise dauert an und die meisten kommen da nicht ohne Wunden und Blessuren wieder heraus (Scheidung, junge Geliebte, Narzissmus, Alkoholismus, Depressionen). Jetzt geht vielleicht der einen oder anderen Frau ein Licht auf, denn meist haben sie ihr persönliches Exemplar zu Hause sitzen und bekommen an manchen Tagen die volle Breitseite ab. An diesen Tagen fragen sie sich mitunter, was aus diesem wundervollen, aufmerksamen Mann geworden ist, den sie vor Jahren geheiratet haben.

Aber wahrscheinlich geht es den Männern andersherum genauso, denn manche Frau verdrängt ihre Jahre der Wandlungen. Nur hat er

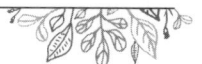

es mitunter schweren, seine Wandlungsjahre in das richtige Fahrwasser zu bringen, da man Mann sein will (darf? muss?). Dabei sollte die sogenannte Gesellschaft diesem Phänomen wirklich mehr Aufmerksamkeit schenken, denn Männer in der Menopause suchen sich bestenfalls junge Frauen und drehen noch einmal richtig auf, wenn auch nur für kurze Zeit. Schlimmer gestaltet sich die Menopause bei ihnen, wenn sie anfangen zu trinken und/oder gewalttätig werden. Dabei muss diese Gewalt nicht immer unbedingt physisch sein (oft gegen die eigenen Kinder und/oder die eigene Frau gerichtet); wichtig ist, dass sie sich Macht nehmen und sie dann auch ausführen, indem sie versuchen, andere Menschen zu unterdrücken. Schlimmstenfalls verlieren sie in dieser Phase ihre Frau und damit oft ihre Familie, und wenn dann noch eine negative Entwicklung im Job stattfindet, denn nun gehören sie oft schon gesellschaftlich zum alten Eisen, dann platzt die Bombe. Dann hauen sie um sich, wie auch immer sich das gestalten mag, tun anderen oder sich selbst weh. Doch dabei wäre es so wichtig, dass sie Vorbild wären für ihre Söhne bzw. andere männliche Jugendliche, von denen sie beobachtet werden. Geben sie diesen jungen Menschen keine Orientierung, setzt sich die Gewaltbereitschaft in ihnen fort, oft mit ernstzunehmenden Folgen für die Gesellschaft, in der wir leben.[3]

Die Menopause ist alles andere als witzig. Ich erinnere mich noch an meine alte Frauenärztin, die mich, bevor sie in Rente ging, begutachtete und meinte, dass ich mit meinen 44 Jahren wohl noch weit von den Wechseljahren entfernt wäre, das würde sie sehen. Dabei lächelte sie süßlich und erklärte ernsthaft, dass Frauen dann nicht mehr so ansprechend aussehen würden. Und meinte wohl die Falten um Lippen und Augen und den zu einem Strich gewordenen dünnen Mund mit einem Ausdruck der Unzufriedenheit. Sie machte mir richtiggehend Angst und ich ging mit einem erleichternden Seufzer hinaus, in der Hoffnung, dass meine Wechseljahre noch in weiter Zukunft lagen. Doch es dauerte nur genau ein Jahr, bevor sie begannen. Sie kamen auf leisen Sohlen, ganz heimlich wie die Heinzelmännchen. Und sie verschwanden erst, als ihre Arbeit getan war ohne das frau etwas merkte. Erst jetzt machte alles einen Sinn – meine zunehmende Dünnhäutigkeit, meine Schlafprobleme, meine allgemeine Schlapp-

---

3 Jed Diamond spricht in diesem Zusammenhang von „Feuerzeichenmännern".

heit, meine ungestillte Sehnsucht nach Ruhe und Rückzug, meine Menstruation, die manchmal recht merkwürdig kommt und geht (ein Symptom, das mir komplett fremd ist, da ich meine Tage sehr regelmäßig hatte und auch nie darunter litt), zudem noch Ohrenrauschen und -geräusche. Das waren zunächst einmal die chronischen körperlichen Symptome. Ferner kamen die Heinzelmännchen mit vier Tüten zu je einem Kilo voller dickem schwabbeligem Fett, das sie mir über Nacht an Bauch, Popo und die Oberschenkel klebten. Das ging alles so schnell, dass ich meine Gewichtszunahme zunächst gar nicht bemerkte. Erst als ich kaum noch meine Hosen zubekam, stellte ich mich auf die Waage: 68 Kilo! Wahnsinn! So viel wog ich das letzte Mal vier Monate vor der Entbindung meines Sohnes. Nun hatte ich zum ersten Mal in meinem Leben, ausgenommen wie gesagt während meiner Schwangerschaft, Bauchfett! Dann sind da noch die akuten Anzeichen, die kommen und gehen – ich wache nachts auf und mir juckt mein Fell, ich kratze wie besessen. Und so wie das Jucken und die feinen Juckbläschen gekommen sind, sind sie wieder weg. Oder ich habe so ein Stechen zwischen den Rippen, als würde ich eine Rippenfellentzündung bekommen. Dann sind die Schmerzen wieder weg. Dann wiederum gibt es Zeiten, da liege ich morgens wach im Bett und stelle erschrocken fest, dass ich, wenn ich meinen kleinen Sohn nicht in die Schule begleiten würde, wahrscheinlich erst mittags aufstehen würde. Ich liege da und denke: Was soll das alles, warum aufstehen, warum jeden Tag die gleichen Dinge tun? Was soll das Ganze? Sicherlich ist es schön, ein interessantes Buch zu lesen, sich mit Freundinnen auf ein Bier zu treffen, durch die Berge zu wandern. Aber es ist und bleibt die gefühlte 999. Wiederholung. Doch bevor ich weiteren Gedanken nachhängen kann, geht sie weiter, die Achterbahn der Wechseljahre. Hoch, runter, hoch, runter. Mir bleibt kaum Zeit, Luft zu holen. Mit Anfang 40 registrieren Frauen, dass sich physisch einiges verändert: Der Körper verliert seine Elastizität, die Haut wird trockener, die ersten Falten zeichnen sich um die Augen ab, die ersten grauen Haare entdecken wir morgens im Spiegel. Ein Jahr später: Wir haben uns daran gewöhnt, die Haare zu färben, vielleicht mehr Sport zu treiben und manch eine denkt an ihre erste Schönheitsoperation. Dann ändert sich der Rhythmus der Menstruation: Die Blutung kommt in unregelmäßigen Abständen, manchmal wird sie stärker, manchmal schwächer sein. Myome kommen und gehen, meist nicht von selbst, und werden

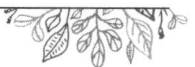

deshalb operiert oder ihr Wachstum steht zumindest unter Beobachtung. Die Zeit der Wechseljahre hat begonnen und damit die Zeit der Wandlungen. Meines Erachtens spricht kaum eine Frau darüber, genauso wenig wie über Geburten und Probleme nach der Geburt, wie beispielsweise postnatale Depressionen. Dabei sind das ebenfalls ganz große Themen. Frau nimmt also stillschweigend hin, dass sie jetzt schlechter schläft, und wenn sie mal über ihre Hitzewellen spricht, verdrehen andere Frauen schon innerlich die Augen und versuchen auf ein anderes Thema abzulenken. Die meisten Frauen verdrängen allerdings, dass sie sich in der Prämenopause befinden, obwohl sie schon längst viele Symptome aufweisen, doch diese werden mit anderen Lebensumständen erklärt. Zumindest bis zu dem Zeitpunkt, an dem sie Hitzewallungen bekommen und der Hormonspiegel nun endlich sagt: Ja, du bist in den Wechseljahren. Der Frauenarzt klopft einem nun wissend auf die Schulter und versucht frau mit folgenden Worten aufzumuntern: Wird schon wieder! Ja, was wird schon wieder?, denke ich. Wie kann ein Frauenarzt wissen, wie es mir ergeht mit meinem Wandel der Jahre?

Ich frage mich schon lange, warum die Domäne der Gynäkologie immer noch hauptsächlich mit Männern besetzt ist: Was empfinden Männer dabei, eine Frau mit gespreizten Beinen vor sich liegen zu sehen? Dann fummeln eiskalte Metallwerkzeuge in dem intimsten Bereich der Frau herum, und wenn frau Pech hat, gibt's noch eine kleine OP, deren Wunden äußerlich unsichtbar bleiben. Nun sind Frauen einiges gewohnt. Wahrscheinlich fällt die letzte Schamgrenze bei der Geburt, wenn bei geöffneten Beinen eine Herde Schwesternschülerinnen, Ärzte und Hebammen an einem vorbeiziehen und alle nur mal gucken oder sogar – ganz kurz natürlich! – die ganze Hand darin verschwinden lassen. Die einen tun es, weil sie lernen müssen, die anderen, weil es ihr Job ist. Und frau ist ihnen allen unweigerlich ausgeliefert in diesem kalten, bis zur Decke gefliesten Raum, in dem sie sich vor Schmerzen windet. Ich habe sehr selten weder von Urologinnen gehört, die ähnliche Handlungen am Mann vornehmen, noch von Schwesternscharen, die bei einer Prostata-Untersuchung zugegen waren.

Also noch einmal: Wie kann ein Frauenarzt wissen, wie es mir ergeht mit meinem Wandel der Jahre? Ich verstehe schließlich genauso wenig davon, wie gut bzw. schlecht es sich mit einer vergrößerten

Prostata lebt! Doch mich fragt keiner, sondern im Labor nebenan wird mir Blut abgenommen, um den Hormonspiegel zu bestimmen. Sind dann die Ergebnisse da, wird mir ein Rezept in die Hand gedrückt, und schon stehe ich ohne weitere Erklärungen wieder auf der Straße. Spreche ich mit einer Freundin darüber, dann zuckt diese nur mit den Schultern und meint, dass es eben so ist und sie auch schon seit einiger Zeit nicht mehr schlafen könne. Daran und auch, dass ihre Blutung immer stärker und unregelmäßiger wird, müsste frau sich gewöhnen, so seien die Wechseljahre nun mal.

Doch ich möchte nicht schlechter schlafen, ich möchte mich ausgeruht fühlen und auf keinen Fall will ich depressiv werden. Mit grauen Haaren und Falten kann ich leben, aber mein Schlaf ist mir wichtig und mein Kind möchte ich auch nicht anknurren, nur weil ich eine depressive Phase habe. Wie war es eigentlich bei unseren Müttern oder Großmüttern? Fragt frau nach, dann wird (mal wieder) abgewunken … Ja, da war was, aber das ist eben so, da kann frau nichts machen.

Nun kann es sein, dass die Großmütter und später ihre Töchter nicht viel davon mitbekommen haben, da sie auf der Flucht waren oder mit anderen widrigen Lebensumständen fertig werden mussten. Es ist keine 100 Jahre her, da kamen viele Frauen noch nicht einmal in den Genuss der Wechseljahre, denn sie lagen zu diesem Zeitpunkt schon unter der Erde. Die Lebenserwartung lag damals bei 45 Jahren. Anfang der Fünfzigerjahre bedeuteten die Wechseljahre mehr oder weniger das Ende des Lebens in vielen Aspekten, denn die Frauen, zumindest in Westdeutschland, standen nach vielen Jahren der Versorgung der Familie buchstäblich vor dem Nichts: Der eigene Mann war ihnen fremd geworden, die Kinder lebten ihr eigenes Leben. In Ostdeutschland sah die Sache ein wenig positiver aus: Zumindest bis zum Eintritt ins Rentenalter war die Frau ein vollwertiges Mitglied der arbeitenden Bevölkerung. Es ging schlicht und ergreifend nicht anders, Geld musste her und auf den Tisch, und zwar von Mann und Frau, sonst musste der Gürtel enger geschnallt werden. Oft zu eng. Die Frauen waren also voll und ganz in den Arbeitsprozess eingebunden und hatten keine Zeit, darüber nachzudenken, warum sie so schlecht schliefen und wieso es ihnen körperlich nicht gut ging. Die Frauen wurstelten sich hüben wie drüben durch, hatten Durchhänger, Depressionen oder Todessehnsucht, und eines Tages war es vorbei: Frau war in einer neuen Zeit, ihrer Ruhezeit, angekommen.

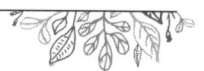

Die Wechseljahre scheinen neben postnatalen Depressionen und Fehlgeburten ein ausgeblendetes Thema unserer heutigen Zeit zu sein. Ich sage unserer heutigen Zeit deshalb, weil die Frauen durch ihre hohe Lebenserwartung nun auch die volle Ladung ins Gesicht bekommen. Wie gesagt, früher war frau oft schon tot, bevor es richtig losgehen konnte, oder sie befand sich auf der Flucht im Krieg. Damit verbunden waren in der Regel die Symptome einer nicht ausreichenden und unausgewogenen Ernährung. Damit verschoben sich die Wechseljahre nach hinten oder fanden abgeschwächt oder gar nicht statt.

Das Wort „Wechseljahre" ist genauso wie „Menstruation" oder „meine Tage" in unserer Gesellschaft negativ besetzt. Es ist die Blutung, die der Mann als schmutzig empfand und noch heute empfindet. Daher möchte frau nicht weinerlich erscheinen in einer Welt mit immer noch überwiegend patriarchalischer Strukturen, vielleicht weil sie von der Mama gelernt hat, alle 28 Tage die Zähne zusammenzubeißen. Es werden zur Tarnung fleißig Hygieneartikel reingeschoben und davorgelegt, alles „Erfindungen" von Männern, nur damit man nicht sieht, was gerade mit frau los ist. Zumeist steht der Freund neben einem und schaut verzweifelt auf ein Häufchen Elend, das vor zwei Tagen noch munter durch die Gegend hüpfte. Dann ist er froh, wenn sie ihn aus dem Zimmer schickt, um allein zu sein. Die Wechseljahre sind genauso negativ besetzt, vielleicht oder gerade deshalb, weil der Mann an seine Zeit der Wandlung erinnert wird. Es ist seine Frau, die wie ein Spiegel für ihn ist, in den er jeden Tag schaut. Wahrscheinlicher ist, dass viele Frauen Anfang 40 nicht wissen, was mit ihrem Körper geschieht. Wir machen den Spagat zwischen Familie, Job, immer topfit, schlank und schön und manövrieren uns langsam, aber stetig, in eine Situation, aus der wir nur noch schwerlich herauskommen.

Wo ist die Energie des Anfangs, als wir noch stolze junge Frauen waren? Viel ist davon nicht übriggeblieben. Wir haben das „Lola rennt"-Syndrom und wissen nicht, wie wir anhalten sollen, denn eine Vollbremsung machen wir freiwillig nicht. Denn wer will sich schon alt fühlen oder sogar ALT als Brandmal auf seiner Stirn tragen? Niemand, nicht einmal ich. Alt sind doch nur die anderen, oder? Trotz allem ist die Natur auf unserer Seite. Sie gibt uns Zeit, damit wir uns daran gewöhnen können. Wechseljahre umfassen einen Zeitraum von 10, 15, manchmal sogar 20 Jahren. So lange können wir uns daran gewöhnen, dass etwas anders geworden ist: die Qualität des Lebens und mit ihr die äußere Erscheinung. Wir gewinnen also etwas dazu und verlieren auf der anderen Seite etwas. Unsere Aufgabe ist zu akzeptieren und sich sowohl ins Gleichgewicht, seelisch wie auch körperlich, zu bringen und jenes Gleichgewicht immer wieder zu justieren. Die Wechseljahre bestehen aus drei Teilen. Um das 40. Lebensjahr beginnt die Prämenopause, die individuell einige Jahre dauern kann. Dann kommt die eigentliche Menopause, die oft um das 50. Lebensjahr einsetzt, deren genauer Zeitpunkt sich aber erst im Nachhinein bestimmen lässt, da für manche Frauen die Periode nach einigen Monaten des Ausbleibens wieder regelmäßig einsetzt. Erst wenn die Periode zwölf Monate lang ausgeblieben ist, kann davon ausgegangen werden, dass keine Blutung mehr eintritt. Diese Zeit wird in der westlichen Welt auch Klimakterium genannt und kennzeichnet die Phase, in der sich das Gleichgewicht der Hormone neu einpendelt. Die Zeit danach wird als Postmenopause bezeichnet und steht in der westlichen Welt dafür, dass frau jetzt gewechselt ist: von der dynamischen Welt für Junge und Junggebliebene in die Welt der Alten. Ganz offiziell. Auf Wiedersehen, good bye, au revoir, arrivederci! See you later, alligator, im Reich der Toten! Doch was passiert da bitte schön genau?

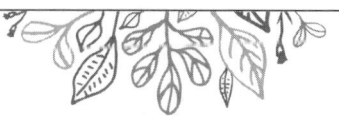

Die Matrix der Wechseljahre

Wenn du hervorbringst, was in dir ist, wird das, was in dir ist, dich retten.
Wenn du nicht hervorbringst, was in dir ist, wird das, was in dir ist, dich zerstören.

– Gnostisches Evangelium –

In der Zeit der Wechseljahre habe ich beobachtet, dass gerade jetzt die Wunden und Blessuren wieder aufbrechen und spürbar werden, die das Leben uns in seinem Verlauf so zugefügt hat. Das ist einfach so, man kann den Verletzungen des Lebens nicht entkommen, man kann sich meist nur vermeintlich schützen. Ich sage extra vermeintlich, denn mit einem Schutzpanzer kann man sich schon umgeben, nur die Frage ist, ob der Panzer schützt oder etwas unterbindet. Da denkt man: Ach ja, jetzt habe ich doch alles, was ich mir wünschte, das Haus, die Kinder, den Mann und vielleicht noch mit viel Glück den Lieblingsjob – und dann kackt das Leben uns noch einmal richtig auf die Füße und wir sind davon komplett überrascht.

Mit dem Beginn der Perimenopause sinkt die Produktion der Follikel deutlich und die Eierstöcke beginnen zu schrumpfen. Gleichzeitig

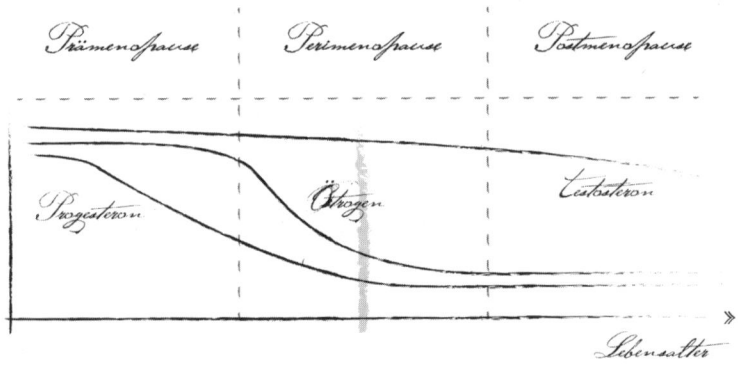

vermindert sich die Produktion der Sexualhormone und die Eierstöcke reagieren kaum noch auf die Hormone FSH (follikelstimulierendes Hormon) und LH (luteinisierendes Hormon). Die Regulation der Hormone gerät also außer Rand und Band und die Östrogen- wird ebenso wie die Gestagenkonzentration immer weniger. Unter einen bestimmten Wert gefallen, hören damit die monatlichen Blutungen auf. Oft spüren Frauen um den persönlichen Zeitpunkt ihres jahrzehntelangen Eisprungs ein deutliches Ziehen im Unterleib, ganz so, als ob ihre Menstruation jeden Augenblick beginnen würde. Manchmal macht sie das auch ein wenig, bevor sie gar nicht mehr kommt. Doch das Ziehen bleibt noch lange, der Körper hat sich schließlich einiges gemerkt.

Die drei großen Problembereiche in den Wechseljahren sind meiner Meinung nach Hitzewallungen, Gewichtszunahme und Schlafstörungen. Auf diese „Big Three" möchte ich nun kurz eingehen und dabei nicht unerwähnt lassen, dass Frauen, die sich schon ihr ganzes Leben lang mit ihrer persönlichen Seelenhygiene beschäftigen, meist weniger heftig betroffen sind. Im Grunde genommen hat man Glück, wenn keine schwereren Erkrankungen dazukommen. Erkrankungen in den Wechseljahren scheinen häufiger zu sein; meist handelt es sich um Tumore im gynäkologischen Bereich, Depressionen, Bluthochdruck. Doch ich bin keine Ärztin und möchte deshalb auf die eben genannten Erkrankungen nicht weiter eingehen, da sie zunächst und in erster Linie schulmedizinischer Maßnahmen bedürfen, bevor man sie einer näheren persönlichen Erforschung unterzieht.

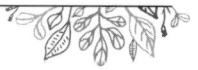

1. Hitzewallungen

Ziemlich unschön und meist dann, wenn man sie überhaupt nicht braucht, erwischen sie uns. Die Nacht ist gegessen, denn das Bett, das Nachthemd sind klitschnass. Oder der Chef redet gerade mit einem über eine Gehaltserhöhung und dann kommen sie. Ohne Vorankündigung. Richtig dick und fett. Sie beginnen häufig im Gesicht, bevor sie sich wellenartig von oben nach unten über den ganzen Körper ausbreiten. Oft mit heftigen Schweißausbrüchen und knallrotem Kopf sitzt frau nun da und würde gern in das nächste Mauseloch verschwinden. Denn nun ist allen um uns herum klar: Diese Frau ist in den Wechseljahren.

Aufgrund einer hormonellen Veränderung kommt es im vegetativen Nervensystem zu einer Fehlreaktion, die im schlimmsten Fall innerhalb von 24 Stunden bis zu 30-mal wiederkommen kann. Oft sind die betroffenen Frauen danach völlig erschöpft. Hitzewallungen können es zu einer Gesamtdauer von wenigen Monaten bis zu fünf Jahren bringen. Wie lange Hitzewallungen dauern, soll unter anderem vom Lebensstress, Körpergewicht, von der Schlafdauer und der allgemeinen Lebenszufriedenheit abhängen. Klar, dass auf Kaffee, Nikotin und Alkohol verzichtet werden sollte, da diese drei Faktoren die ganze Sache noch verstärken.

Was hilft? Allerhand, doch sollte zum frühestmöglichen Zeitpunkt damit begonnen werden. Es gibt eine Menge an sogenannten Phytohormonpflanzen. Dabei handelt es sich um Pflanzen, deren Inhaltsstoffe eine hormonähnliche Wirkung haben. Die Traubensilberkerze ist wahrscheinlich die bekannteste Heilpflanze in den Wechseljahren, da sie sowohl bei Progesteron*- als auch bei Östrogenmangel ausgleichend wirkt. Aber auch Rotklee, Soja und Salbei seien an dieser Stelle erwähnt. Rotklee ist eine der reichsten Quellen für Phytoöstrogene (Isoflavone) und wird meist in Kapselform eingenommen. Und, wie schon erwähnt, sind in Soja ebenfalls reichlich Isoflavone enthalten. Auch Salbei hat eine östrogenartige Wirkung und kann als Tee oder in Kapseln eingenommen werden. Erwähnenswert ist noch die Yamswurzel, da sie ohne Nebenwirkungen die Hormontätigkeit mit ihrem pflanzlichen Diosgenin (progesteronähnliche Wirkung) harmonisiert. Meiner Meinung nach reicht die Einnahme von Phytohormonen in den meisten Fällen nicht aus und sollte mit der Ernährung, Sport und persönlicher Seelenhygiene kombiniert werden.

Lebensmittel, die die Progesteronbildung fördern oder progesteronähnlich wirken:

· Ananas	· Haselnuss	· Linsen	· Soja
· Banane	· Kaffee	· Mais	· Spargel
· Bohnen	· Kakao	· Mandeln	· Wasserkresse
· Erbsen	· Kartoffeln	· Meerrettich	· Zitronen
· Erdbeeren	· Knoblauch	· Möhren	· Zwetschgen
· Erdnuss	· Kopfsalat	· Reis	
· Gurken	· Kürbis	· Sauerkirsche	
· Hafer	· Leinsamen	· Schwarztee	

Kräuter, die progesteronähnlich wirken:

· Frauenmantel	· Nachtkerze	· Schafgarbe
· Mönchspfeffer	· Passionsblume	

Anm.: Das Gelbkörperhormon Progesteron ist für den Eintritt und Erhalt einer Schwangerschaft notwendig. Ab dem 5. Lebensjahrzehnt kommt die Produktion nach und nach zum Erliegen. Gestagene heißt die Obergruppe der Geschlechtshormone (Steroide), wobei das Progesteron eines der wichtigsten Vertreter ist. In den Wechseljahren nimmt zunächst das Progesteron ab bevor es zum Absinken der Östrogenproduktion kommt.

Doch wie weiß ich, was ich jetzt brauche? Mehr östrogenähnliche oder eher progesteronähnliche Pflanzen bzw. Lebensmittel?

Bei einem Östrogenmangel kann die Psyche depressiv, weinerlich bis hin zu „Ich nehme alles so tragisch" werden. Körperlich kann es zur Gewichtszunahme, trockener Haut und/oder Schleimhaut sowie zu Durchschlafstörungen, Periodenschmerzen, Hitzewallungen, Kopfschmerzen kommen. Manch eine spürt auch Schmerzen in den Achselhöhlen und den Eisprung. Bei Progesteronmangel ist die Psyche aggressiv bis gereizt giftig. Auch hier kommt es zu Hitzewallungen, Gewichtszunahme vor der Menstruation (die ist dann nämlich meist noch da), schmerzenden Brüsten, Periodenschmerz, Erschöpfungszuständen, Kopfschmerzen. Ist man sich nicht sicher, dann sollte man vor allem auf die psychischen Beschwerden achten. Die sind der Kompass, wie so oft im Leben.

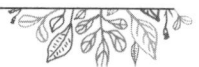

Ja, das ist überhaupt nicht schön, doch die Beschwerden kommen nicht alle auf einmal. Etwa 30 bis 40 Prozent der Frauen haben milde Beschwerden, 25 Prozent physisch und psychisch starke Beschwerden. Aber es gibt auch die 5 Prozent, die sogar arbeitsunfähig werden.

2. Gewichtszunahme

Wie ich schon an anderer Stelle erwähnt habe, legen die meisten Frauen in der Zeit der Wechseljahre ordentlich zu. Es ist wie verhext: Die Pfunde bleiben kleben, es sei denn, man hat sich entschieden, bis auf Weiteres eine Nulldiät zu machen. Es ist natürlich nichts Neues, dass dort die Pfunde anwachsen, wo sie überhaupt nicht sein sollen. Selbst wenn der Bauch nie vorhanden war, wie bei mir, jetzt ist er da. Er ist wie ein Schwimmring, der uns durch die Zeit der Umstellungen trägt, damit wir nicht untergehen. Leider ist der Schwimmring nicht besonders prall, sondern eher sehr, sehr schwabbelig. Wie ein paar Kilo frische Sülze, die wackeln genauso schön hin und her. Die Literatur sagt, wenn frau da durch ist, schrumpfen die Kilos fast wieder ganz weg. Doch meiner Meinung nach sollte sich frau darauf besser nicht verlassen. Also ein bisschen ist okay, aber bitte nicht zu viel. Abrackern und durchhungern möchte ich mich aber auch nicht. Ich habe noch nie eine Diät durchgehalten, es musste doch irgendwie anders gehen. Ich habe es also ausprobiert und nachgeforscht und bin zu den Ergebnissen gekommen, wie sie im nachfolgenden Kapitel vorgestellt werden.

3. Schlafstörungen

Die meisten Frauen merken erst sozusagen in der Nacht, dass etwas anders ist als sonst. Zu Beginn wachen sie häufig in den frühen Morgenstunden auf, meistens weil sie Hitzewallungen haben. Größtenteils können sie danach nicht mehr einschlafen. Bei manchen sind die Hitzewallungen so stark, dass sie sowohl das Nachthemd als auch die Bettwäsche wechseln müssen. Danach ist an Schlaf oft nicht mehr zu denken. Die Folgen von Schlafmangel sind enorm: zunächst Konzentrationsmangel, Müdigkeit, Reizbarkeit, Angst und Erschöpfung. Wird der Schlafmangel chronisch, kann das zu schweren körperlichen Erkrankungen oder Depressionen führen. Wer einmal mehrere Nächte aus unterschiedlichen Gründen nicht gut schlafen konnte, kann nachvollziehen, warum bei chronischem Schlafmangel die Lebensqualität stark abnimmt.

Ich weiß, wovon ich spreche, denn auch ich konnte keinen erholsamen Schlaf mehr finden – und das ohne Hitzewallungen, aber mit einem sich ständig schneller drehenden Gedankenkarussell. Zu Beginn konnte ich nicht einschlafen, danach konnte ich nicht mehr durchschlafen. Ich war müde, unkonzentriert und im Grunde genommen nur zu 50 % psychisch anwesend. Langsam begriff ich, dass ich meinen Schlafrhythmus ändern musste. Die Zeiten, acht Stunden durchschlafen zu können und anschließend fit zu sein, schienen vorbei und sind es bis heute. Doch ich wollte nicht schwach erscheinen, wenn man mich beim Mittagsschläfchen „erwischte". Bis heute konnte ich einige persönliche Glaubenssätze sprengen und meine Schlafqualität hat sich mit Hilfe von Meditation, Kräutern und Homöopathie wesentlich verbessert. Ich gestehe mir zu, auch wenn es mir immer noch schwerfällt, dass ich zeitig ins Bett gehe und dafür zeitig aufwache, um noch genüsslich eine Stunde im Bett zu dösen. Nichtsdestotrotz scheint sich mit den Jahren ordentlich Gedankenmüll anzusammeln, sodass unser Gehirn dringend einer Mülltrennung bedarf. Doch einfach ist das nicht, denn Techniken wie beispielsweise Meditation, Hypnose, besondere Atemtechniken aus dem Yoga oder Progressive Muskelentspannung nach Jacobson beanspruchen an erster Stelle Geduld. Dann sind da noch die Glaubenssätze, wie zum Beispiel: „Von nichts kommt nichts", „Ohne Fleiß kein Preis", „Erst die Arbeit, dann das Vergnügen", die frau zunächst erkennen muss, um sie dann endlich loszulassen. Erschwerend kommt hinzu, dass frau eines Tages feststellt, dass sie mit den Wechseljahren für die Gesellschaft als „alt" gilt. Jetzt geht das Hamsterrad erst richtig los. Die Lebenszeit gewinnt eine Endlichkeit und frau bemerkt zudem, dass sie ihre Träume kaum gelebt hat. Da das bisherige Leben sich nach diesen Erkenntnissen nicht sofort umprogrammieren lässt, beginnt eine innerliche Unruhe, die kaum zu bändigen ist. Was die Hitzewallungen betrifft, dagegen sind Kräuter gewachsen, aber bei vermeintlich verpassten Lebenschancen und lange hochgehaltenen Glaubenssätzen müssen einige Stellschrauben angepasst werden.

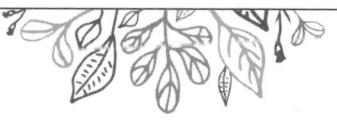

Die Ernährung und was ein gewöhnlicher Baumarkt damit zu tun hat

„Viele Menschen haben das Essen verlernt.
Sie können nur noch schlucken."

– Paul Bocuse, französischer Starkoch –

Die Ernährung ist ein großes und wichtiges Thema, vor allem in der Zeit der Wechseljahre. Der Körper fängt an „umzubauen", lagert schneller Fett an den berühmten Körperstellen Beine, Bauch und Po ab. Wir haben gerade in den Jahren unserer Lebensmitte das Gefühl, schon beim Anblick eines Salatblattes dicker zu werden. Wir müssten uns jetzt dreimal so oft bewegen, um überhaupt unser Gewicht zu halten. Doch wer ehrlich zu sich selbst ist, weiß, dass unser Gewicht schon seit dem Abschluss unseres persönlichen Längenwachstums ein Problem gewesen ist. Nur wurde es mit Rauchen und/oder Sport auf ein erträgliches Maß eingependelt.

Unser Körper besteht aus den gleichen chemischen Elementen, die in so gewöhnlichen Produkten wie WC-Brillen (Kohlenstoff, Wasserstoff, Stickstoff, Sauerstoff), Autoreifen (Kohlenstoff, Schwefel) oder Streichhölzern (Phosphor) und Tapeten (Kohlenstoff, Wasserstoff, Sauerstoff) aus dem Baumarkt vorkommen. Es sind genau die Elemente, die man in der Luft, der Erde und dem Wasser findet, nämlich Kohlenstoff, Wasserstoff, Sauerstoff, Stickstoff, Phosphor und Schwefel. Die Top-10-Elemente der Luft sind Helium, Chlor, Stickstoff, Neon, Xenon, Argon, Sauerstoff, Radium, Krypton und Wasserstoff. Die Top-10-Elemente des Wassers (Ozean) sind Chlor, Natrium, Magnesium, Sulfur, Kalzium, Kalium, Brom, Kohlenstoff, Strontium und Boron. Die Top-10-Elemente der Erde sind Sauerstoff, Silizium, Aluminium, Titanium, Wasserstoff, Magnesium, Eisen, Kalium, Kalzium und Natrium. Doch die Top-3-Elemente des Körpers heißen Kohlenstoff, Sauerstoff und Wasserstoff. Auch Stickstoff ist ein wichtiges Element und bildet mit den drei eben genannten anderen Elementen Kohlenhydrate, Proteine, Lipide und Aminosäuren. Das Geheimnis des Lebens ist eine energetische Koppelung ebendieser wesentlichen Elemente, was letztendlich heißt, dass die Verbindung zweier Prozesse die Energie liefert, um einen dritten Prozess in Gang zu setzen. Das geschieht nach den Gesetzen der Physik, wie zum Beispiel dem Massenwirkungsprozess. Das besagt nichts anderes, als dass alle chemischen Reaktionen im Körper einem Gleichgewicht entgegenstreben. Ich werde später noch einmal darauf zurückkommen, wenn es darum geht, die Wirkungsweise der Homöopathie zu verstehen. Im Moment ist es wichtig zu begreifen, dass nicht nur Autoreifen aus Kohlenstoffen bestehen, sondern wir Menschen ebenfalls. Wir existieren in einem geschlossenen System und alle Elemente, die die Menschen bis jetzt entdeckt haben, befinden sich zum Teil mehr oder weniger in unserem Körper und sollten diesem auch zugeführt werden, um diese besagte Energie zu produzieren, die unser Leben antreibt. Leider verbindet der Mensch durch die Chemie Stoffe, deren Verbindungen in der Natur nur noch schwer gelöst werden können. Dann tragen wir eben schwer lösbare Kohlenstoffverbindungen aus der Plastikverpackung unserer täglichen Nahrungsmittel mit uns herum, weil sie zum Beispiel unsere Fertigprodukte haltbarer, aber auch Obst - und Gemüsepflanzen resistenter gegen Keime machen. Der Körper nimmt sie alle auf und lässt sie dann leider nicht mehr so schnell los. Erst werden wir fett und dann krank. Das ist zugegebenermaßen eine recht vereinfachte Sichtweise, die Prozesse sind komplizierter und von Mensch zu Mensch verschieden.

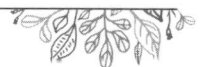

Gesund essen klingt einfach und ist es auch, obwohl es zugegebenermaßen zu Beginn etwas mühselig ist, seine Ernährung umzu-
stellen. Man sollte vor allem Geduld mitbringen, denn die Auswahl
im Supermarkt ist groß und unübersichtlich. Trotzdem lohnt sich der
Aufwand und irgendwann liest man dann automatisch die Angaben
auf der Rückseite der Verpackung.

Ich habe zunächst einmal damit begonnen, Lebensmittel wie Butter, Brot, Käse und Wein selbst herzustellen. In dem Fall kann ich nur
zum Nacheifern auffordern, denn wer schon einmal die oben genannten Lebensmittel eigens produziert hat, der fragt sich danach, was eigentlich in der Butter und dem Käse aus dem Supermarkt enthalten ist.

Einige Beispiele dazu: Um einen 150 g großen Frischkäse herzustellen, benötigte ich einen Liter Milch, für Hartkäse in dieser Größen-
ordnung etwa 3 Liter Frischmilch. Da bleiben zwei Fragen im Raum
stehen, nämlich: Wie kommen die günstigen Preise im Kühlregal zustande? Und wie viele arme Milchkühe benötigt man, um die Käse-
theke im Supermarkt zu füllen? Aus 150 ml Sahne bekam ich etwa 75
Gramm Butter. Damit ein Brot locker wird, sollte der Brotteig einen
Tag lang gut gehen, damit er keine anderen Zusätze braucht außer ein
bisschen Hefe. Der Kopfsalat auf meiner Fensterbank brauchte bis zur
Ernte fünf Monate. Es erfordert also ordentlich Chemie und Technik,
damit Lebensmittel vom Preis her günstig sind und bleiben. Alternativen gibt es. Doch sollten wir respektvoller mit unseren Nahrungs-
mitteln umgehen und vor allem nichts wegschmeißen. Unser Körper
braucht keine riesige Vielfalt verschiedener Obst- und Gemüsesorten
und von dem Verzehr von großen Mengen Fleisch wird sowieso ab-
geraten.

Was noch beachtet werden sollte: Raffinierter Zucker und raffinier-
tes Mehl sollten aus dem täglichen Speiseplan gestrichen werden. Sie
wurden industriell so lange verarbeitet, dass vom eigentlichen Natur-
produkt nicht mehr viel übrig ist. Die körpereigenen Zellen können
sie nicht mehr als ursprüngliche Nahrungsmittel erkennen und dem-
entsprechend nicht mehr als natürliche Energieressourcen verwerten.
Und was im Körper drin ist, kommt da so schnell nicht mehr raus!
Einmal ganz davon abgesehen, was für eine Chemiekloake beim Her-
stellungsprozess entsteht, damit der Zucker fein rieselt. Chemische
Abfallspuren verschwinden natürlich mit den Industrienahrungs-
mitteln in unserem Körper. Wer abnehmen oder sogar einige lästige

Krankheiten wie Bluthochdruck, dauerhafte Müdigkeit, Hauterkrankungen (um nur einige aufzuzählen) loswerden möchte, sollte selbst auf naturbelassenen Zucker (Vollrohrzucker) und Vollkornmehl weitgehend verzichten. Zwar sind im Vollrohrzucker durchaus noch Mineralien und Vitamine vorhanden, doch die meisten wurden bei der langen Kochung zerstört. Trotzdem ist diese Art von Zucker noch das kleinere Übel, da sich im weißen Zucker unter anderem Rückstände von Klär- und Reinigungsmitteln wie Chlor und Schwefeldioxid, sogenannte Antischaumbildner und Bleichmittel, befinden. Wer den Geschmack von weißem Zucker mit dem naturbelassenen braunen Vollrohrzucker vergleicht, der stellt fest, dass die Unterschiede riesig sind. Dazu kommt, dass brauner Vollrohrzucker, im Vergleich zu weißem Zucker, weder stark gekörnt noch intensiv süß im Geschmack ist. Wir haben uns schon seit Jahren an die Industrieprodukte gewöhnt, sodass unsere Geschmackssinne unverarbeitete Nahrungsmittel mittlerweile sogar verabscheuen. Wer einmal mehrere Tage lang auf Zucker in Lebensmitteln verzichtet hat und dann ein normales Stück Schokolade isst, der spuckt erst einmal, denn für unser wiedererlangtes normales Empfinden erscheint sie viel zu süß.

Sogar beim Vollkornmehl sollte man ein zweites Mal hinschauen, ob es wirklich so gesund ist, wie die Werbung es verspricht. Sicherlich steht gebleichtes Mehl ganz hinten auf der Liste der Empfehlungen, aber für die viel umworbene positive Wirkung der Ballaststoffe im Vollkornmehl gibt es bis dato keinen wissenschaftlichen Beweis. Natürlich sind im Vollkornmehl noch mehr Mineralstoffe enthalten, aber die im Getreide genauso wie in Hülsenfrüchten und Nüssen enthaltene Phytinsäure hemmt die Aufnahme der Mineralstoffe. Man müsste dazu das Getreide einweichen und ankeimen lassen, bevor es verarbeitet wird. Das macht wahrscheinlich kaum jemand und auf keinen Fall ein Bäcker oder Supermarkt, wo der Teig schon vorgefertigt in die Öfen kommt und damit angebliche Frische vorgetäuscht wird.

Auch bei den Fetten haben wir uns an die Errungenschaften der Industrie gewöhnt, denn Fette, die nicht ranzig werden, sind industriell verarbeitet. Man sollte unnatürliche Fette aus dem Speiseplan streichen; dazu gehören unter anderem jegliche Arten von Margarine und billige Öle, aber auch industriell hergestellte Butter. Sogenannte Transfettsäuren, umgangssprachlich Transfette genannt, sollten vermieden werden. Ihre Herstellung begann Anfang des 20. Jahrhunderts

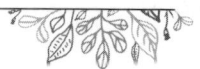

in Amerika und tauchte wenig später unter dem Begriff Cisco in den Zutatenlisten amerikanischer Bäckereien auf. Nehmen wir einmal die Triglyceride: Sie sind die bekanntesten Fettsäuren und bestehen aus unterschiedlich langen Ketten von Kohlenstoffatomen, zwischen denen entweder eine Einfachbindung oder eine Doppelbindung besteht. Im allgemeinen Sprachgebrauch spricht man von gesättigten (Einfachbindungen sind gesättigt, weil alle Kohlenstoffatome mit Wasserstoffatomen „satt" sind) oder ungesättigten (hier fehlen die Wasserstoffatome) Fettsäuren. Die gesättigten sind langkettig, die ungesättigten nicht. Bei den ungesättigten Fettsäuren gibt es die kurz-, mittel- und langkettigen. Jede dieser Ketten hat ihre besonderen Eigenschaften: So wird den mittelkettigen nachgesagt, dass sie leicht verdaulich und gesund sind. Manche von ihnen haben antimikrobielle Eigenschaften (Laurinsäure) und wirken hemmend auf das Wachstum von Bakterien, Pilzen und Viren.

Während des Krieges, als Butter als Fettlieferant weitgehend ausfiel, wurden mehr und mehr minderwertige Pflanzenöle gehärtet und damit haltbarer gemacht. Das war sicher im und nach dem Krieg eine feine Notwendigkeit in Zeiten von Lebensmittelknappheit für die (überlebensnotwendige) Fettzufuhr, um Pflanzenfette, die damals fast einzig und allein die Fettzufuhr darstellten, nicht ranzig und damit ungenießbar werden zu lassen. Leider hat diese Form des Haltbarmachens bis heute sogar recht gut überlebt. Die körperverträglichen Fette wie Rindertalg, Butterfett (aus der Milch von Weidekühen) und Schmalz wurden weitgehend durch billige Transfette aus billigem Baumwollsaat-, Soja-, Mais- und Canola-Öl ersetzt. Damit werden Lebensmittel wie Süßwaren, Backfette, frittierte Produkte, Kartoffelchips oder Fertiggerichte haltbar gemacht.

Der Körper erkennt zunächst den Betrug nicht und verdaut die Transfette anfangs wie körperverträgliche Fette. Einmal im Körper können sie jedoch nicht verstoffwechselt werden: Sie erhöhen unter anderem den Cholesterolwert (LDL) und die Entzündungsbereitschaft des Körpers. Transfette werden von der chemisch stinkenden grauen Brühe mithilfe von Farbstoffen und künstlichen Aromen der Lebensmitteltechnologie in verbraucherfreundliche streichfähige und haltbare Margarine umgewandelt oder bei industriell hergestellten Lebensmitteln eingesetzt. Der Siegeszug kennt keine (Landes)-Grenzen – wie leider auch der Siegeszug der durch Transfette hervorgerufenen Krankheiten, allen voran die Herz-Kreislauf-Erkrankungen, Diabetes, Allergien und Krebs.[4] Ja, was darf ich denn dann überhaupt noch essen? Nun, das kommt auf die jeweilige Person an. Zunächst sollte man herausfinden, welche Ernährungsweise zu einem passt. In jedem Fall viel heimisches Gemüse entweder aus dem eigenen Anbau oder aus dem Bioladen, Nüsse und einheimisches Obst. Obst sollte allerdings nicht in rauen Mengen gegessen oder als Saft getrunken werden, da der enthaltene Fruchtzucker (Fruktose) vom Körper in großen Mengen schwer zu verdauen ist. Der eigene Körper kann Glukose aus Kohlenhydraten noch vortrefflich umwandeln, Fruktose hingegen landet zur Entgiftung fast vollständig in der Leber.

Das Resultat sind erhöhte Harnsäurewerte und irgendwann eine Fettleber. Außerdem soll Fruktose das Sättigungsgefühl, zum Beispiel durch die Bildung des Hormons Leptin, verhindern. Und wenn sich die eine oder andere fragt, wie die Großeltern so gut durch den Krieg gekommen sind und trotz Hungerphasen relativ gesund die 90 erreicht haben, dann hat das vielleicht damit zu tun, dass die Oma und der Opa während des Krieges unfreiwillige Fastenphasen eingelegt haben. Das kurbelt den Stoffwechsel an und regeneriert die Zellen. Umgesetzt heißt das: 8 Stunden essen, was gesund ist, aber davon genug, um dann 16 Stunden zu fasten. Und fasten heißt in diesem Falle – nichts essen. Das absolute Nichts, außer Wasser.

Was geht denn überhaupt noch? Hier eine kleine Übersicht:

1. Vegan essen

Der Trend, keine Eier, keine Sahne und kein Fleisch zu essen, sorgt mittlerweile in entspannter Runde zusammen mit Freunden für akkumulierenden Stress. Zugegeben, ein Kuchen ohne Eier schmeckt recht

---

4 Dazu hat sich einiges geändert:
   Seit 2004 dürfen in Dänemark nur noch Lebensmittel in den Handel, deren Fett zu weniger als 2% aus Transfetten besteht. Auch Ungarn, die Schweiz, Lettland und Österreich haben Obergrenzen zum Verbrauch von Transfetten in Lebensmitteln beschlossen. Sogar in den USA dürfen seit Juni 2018 Lebensmittel mit Transfetten nicht mehr verkauft werden. In einigen EU Ländern, wie Deutschland, gibt es maximal Empfehlungen, um Transfette in Lebensmitteln zu kennzeichnen bzw. eine Obergrenze fest zu legen. Insgesamt arbeitet die WHO zusammen mit 40 Industrieländern daran, Transfette aus Lebensmittel zu verbannen. Zusatzstoffe oder sogenannte natürliche Aromastoffe sollten ebenfalls komplett vom Speiseplan gestrichen werden. Sie sind 100% Chemie.

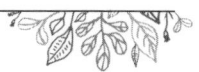

unlecker. Da kann man sich einreden, was man möchte. Auf Fleisch können mittlerweile viele Menschen verzichten, aber auf Milch- und Eierprodukte kaum. Vielleicht würde das rechte Maß die Sache entspannen, doch wie oft höre ich, dass man nicht auf Käse verzichten möchte. Aus gesundheitlicher Sicht sollte bei veganer Ernährungsweise auf bestimmte Nährstoffe geachtet werden, wie zum Beispiel Vitamin B_{12} und Kalzium. Doch Studien zeigen auch, dass Veganer seltener Übergewicht haben und ein geringeres Risiko für Erkrankungen wie Diabetes, Bluthochdruck und Herz-Kreislauf-Erkrankungen. Wer vegan ist und mit Mais und Reis die Mehlprodukte austauscht, bei dem purzeln auf jeden Fall die Pfunde. Zwischendurch, um ein paar Pfunde loszuwerden, ist das meiner Meinung nach sehr empfehlenswert. Danach muss jede Frau selbst entscheiden, wie sie mit ihrer Ernährung weiter verfährt.

Vegan zu essen ist durchaus interessant und wer damit (noch) nichts anfangen kann, der sollte vegane Restaurants ausprobieren. Es gibt mittlerweile wirklich gute vegane Küche und ich bin oft von der Kreativität begeistert, die diese Köche an den Tag legen. Wer es selbst ausprobieren möchte, findet zudem wunderbare Kochbücher, die Lust auf mehr machen.

2. Die Paleo-Ernährung

Ganz salopp gesagt, geht es den Verfechtern der Paleo-Ernährung um Essen wie in der Steinzeit. Auf verarbeitete Produkte wie Brot, Nudeln, Milchprodukte und Zucker sollte verzichtet werden, außerdem auf Hülsenfrüchte und Kartoffeln. Erlaubt sind also viel Obst, Gemüse, Eier, Nüsse, gesunde Fette sowie qualitativ hochwertiges Fleisch und Fisch. Das Produkt kann sich sehen lassen, vor allem bei Männern: Der Bauch ist weg und die Muskeln kommen wieder zum Vorschein. Auch wenn zu Beginn der Verzicht auf Brot schwerfällt, irgendwann ist man damit durch. Natürlich ist Paleo auch für Frauen geeignet, aber bei mir machte diese Art zu essen kein einziges Kilo weg. Trotzdem fand ich diese Art von Ernährung recht interessant, habe ich doch viel über die Wirkungsweise von Fetten und Kohlenhydraten gelernt.

3. Die Low-Carb-Ernährungsweise

Die Models schwören darauf, aber auch Low Carb hatte bei mir nicht den gewünschten Erfolg. Ja, ein paar hundert Gramm waren weg, doch dann Stillstand und zwar für sehr lange Zeit. Irgendwann habe ich aufgegeben.

Was ist das nun, Low Carb? Low Carb ist die Abkürzung für „low carbohydrates" und das heißt übersetzt „wenig Kohlenhydrate". Der Trend ist aus den USA zu uns herüber geschwappt, wo sich mittlerweile ein ganzer Industriezweig auf diese Art der Ernährung spezialisiert hat. Grundsätzlich wird auf Kohlenhydrate (vor allem Brot, Nudeln, Kartoffeln und Reis) verzichtet und es werden mehr Proteine und Fette gegessen. Proteine sättigen besser und der Blutzuckerspiegel bleibt relativ konstant, sodass es seltener Heißhungerattacken gibt. Insgesamt keine schlechte Idee, wenn die Hose kneift; wahrscheinlich muss man trotzdem viel Sport treiben, damit der Körper an die Reserven geht. Dann wir haben wieder die Industrie mit ihren Produkten vor unserer Nase herum hängen und das kann wiederum nicht gesund sein. Also: Wenn Low Carb, dann bitte mit Gemüse in rauen Mengen – gekocht, gebrutzelt oder im Ofen leicht angeröstet.

4. Die Saft- und Smoothie-Ernährung

Wie der Name schon sagt, gibt es hierbei Säfte und sogenannte Smoothies ohne Ende. Smoothies sind pürierte Obst- und Gemüsedrinks und werden meist miteinander kombiniert und zusätzlich mit Kräutern versetzt. Sicherlich für einen kleinen Zeitraum ganz lecker, aber irgendwann möchte man wieder etwas Handfestes im Mund und später im Magen haben. Wahrscheinlich kann so eine Vitaminbombe, natürlich mit frischen Zutaten und nicht aus getrocknetem Konzentrat (wie es oft im Kühlregal steht), der Müdigkeit im Büro Beine machen. Langfristig braucht der Körper jedoch feste Nahrung, aber so ein leckerer Saft für zwischendurch oder anstelle einer Mahlzeit, dagegen ist sicherlich nichts einzuwenden.

5. Clean Eating

Mein absoluter Favorit: natürlich essen ohne Zusatzstoffe und wenn möglich ohne weite Transportwege. Essen also aus der Region vom Bauern nebenan. Am besten mit der Milch von der Kuh auf der Weide vor dem Fenster. Den Käse käst man sich selbst, lässt den Zucker weitgehend weg und macht sowohl seine eigene Marmelade als auch sein

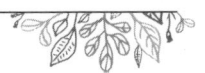

eigenes Brot und seinen eigenen Joghurt. Klingt nach viel Arbeit, aber wer den Dreh raus hat, dem geht es irgendwann wie von selbst von der Hand und ganz nebenher.

Wohnt man in der Stadt, hat man eine Großfamilie und einen Vollzeitjob, wird es schwieriger, doch sollte man das eine oder andere ausprobieren, weil Einkaufen im Supermarkt ebenfalls Zeit kostet. Nebenher spart man nicht nur Zeit, sondern auch Benzin, Nerven und von den eigens hergestellten Lebensmitteln wird man schneller satt. Außerdem lernen die Kinder und man selbst, wie lange ein Salatkopf auf der Fensterbank braucht, um groß zu werden. Damit schätzen wir die Lebensmittel wieder, tun etwas für die Umwelt und fragen uns immer häufiger, wie es sein kann, dass Käse, Milch, Brot und Gemüse so billig sind. Für Großstadtmenschen gibt es mittlerweile Bioläden, bei denen man sich seine Lebensmittel selbst abfüllen kann. Das spart Verpackung (keine Giftstoffe) und oft wird noch umweltschonend angeliefert (spart das Auto und Zeit). Oder man pachtet sich ein Stück Garten und baut zunächst einmal mit Hilfe von Profis sein eigenes Gemüse an. Der Figur tut es ebenfalls gut, da das Hungergefühl eindeutig nach unten fährt. Zwar nimmt man nicht großartig ab, aber das Gewicht pendelt sich auf ein erträgliches Maß ein – was in den Wechseljahren bei den meisten Frauen an und für sich schon eine riesige Herausforderung darstellt.

Fassen wir also noch einmal zusammen: Egal, welche Ernährung dem Einzelnen liegt, man sollte so naturbelassen wie möglich essen. Mit den Kohlenhydraten und Fetten aus der Nahrung nimmt der Mensch Kohlenstoff, Stickstoff, Wasserstoff und Sauerstoff zu sich, wodurch in komplizierten Prozessen letztendlich Wärme und Arbeit wird (zum Beispiel bei der Bewegung der Muskeln oder beim Pumpen des Blutes durch das Herz). Man könnte genauso gut sagen, mit der Nahrungsaufnahme wird Energie erzeugt, die in Arbeit und Wärme umgewandelt wird. Der Körper mit seinen konstanten 37 Grad muss ständig seine „Betriebstemperatur" erzeugen, da die Umgebungstemperatur meistens niedriger ist. Dazu wird die Nahrung, die wir zu uns nehmen, oxidiert und damit verbrannt. Zur Bewegung von Muskeln muss ebenfalls Energie erzeugt werden, die – wie oben schon gesagt – aus dem Essen aufgenommen wird. Folgerichtig verbraucht der Mensch stetig Kohlenstoff, Stickstoff, Sauerstoff und Wasserstoff sowie einige Spurenelemente und muss diese deshalb durch seine Nahrung wieder ersetzen. Denn was raus ist, muss auch wieder rein. Dabei stolpert man beim näheren Hinschauen darüber, dass es mit der Zufuhr von Kohlenhydraten oft und leicht zu gut gemeint wird. Dann hat man schnell das eine oder andere Kilochen mehr auf der Hüfte, da der Körper Kohlenhydrate speichern kann. Proteine kann der Körper dagegen, außer in den Muskeln – und das nur für kurze Zeit– nicht speichern. Sie werden verstoffwechselt und beispielsweise als Harnsäure über die Nieren ausgeschieden. Proteine, als Grundbausteine unserer Muskeln, Organe, Antikörper, Hormone und Enzyme, müssen daher dem Körper mehr oder weniger regelmäßig zugeführt werden. Mit der Eiweißzufuhr kann es schwierig werden, da Nahrungsmittel wie qualitativ hochwertiges Fleisch zum einen teuer sind und der Mensch andererseits anatomisch nicht dafür ausgerüstet ist, Unmengen von Fleisch in seinem Darm zu resorbieren. Es muss zwar nicht unbedingt Fleisch sein, aber auf eine ausreichende Zufuhr von tierischem und pflanzlichem Eiweiß muss geachtet werden. Proteine bestehen aus den schon genannten Elementen Kohlenstoff, Wasserstoff und Sauerstoff, außerdem kommen aber noch Stickstoff und geringe Mengen an Sulfur dazu. Und, wie schon oben erwähnt, bei der Oxidation wird Wärme und Arbeit produziert, nur nicht in so großem Umfang wie bei den Fetten und Kohlenhydraten. Eiweiße sind aber auf jeden Fall wichtig, da unter anderem Muskeln im gesamten Körper beständig Eiweiße verbrauchen, aber auch die Zellen sind aus Eiweißen in Form von Aminosäuren aufgebaut. Erst mit ihrer Zufuhr kann der Mensch denken, arbeiten und sich bewegen.

Nun wischt man sich womöglich den Schweiß von der Stirn. Da denkt mancher „Mit Physik- und Chemieunterricht wollte ich seit der Schulabschlussfeier nichts mehr zu tun haben" und dann das hier: Wärme und Arbeit, Kohlenstoff, Wasserstoff, Sauerstoff, Stickstoff. Spätestens jetzt wird klar: Wir haben doch fürs Leben gelernt.

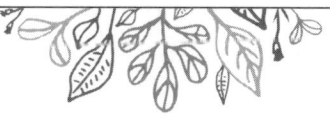

Die Schüßler-Salze

Einige Leserinnen und Leser werden schon von den Schüß-
ler-Salzen gehört haben als sogenannte Nährsalze, Biominerale oder
Funktionsmittel. Der Arzt Wilhelm Friedrich Schüßler (1821–1898)
ging davon aus, dass zur Krankheitsbehandlung 12 im Blut vorhan-
dene Nährsalze ausreichen, später kamen noch 15 weitere hinzu. Warum ich die Salze hier erwähne? Nun, sie stellen eine Möglichkeit dar,
wie man einige kleine Zipperlein selbst behandeln kann. Die weiter
unten beschriebene Homöopathie geht mehr in die Tiefe, behandelt
die Seele und erfordert außer einem eingehenden Studium der verschiedenen Mittel sowohl Erfahrung als auch Geduld. Auch altge-
diente Homöopathen erkennen nicht sofort das richtige Mittel. Es
kann passieren, dass der Patient beim Erzählen Dinge weglässt, weil
sie ihm nicht wichtig erscheinen, oder einfach, weil er nicht daran
denkt. Dann kann es beim nächsten Besuch schon einmal dazu kommen, dass der Fall ganz neu aufgerollt werden muss.

Ich persönlich benutze Schüßler-Salze so gut wie nie, meine Favo-
riten sind Kräuter und Globuli. Doch aus Gründen der Vollständigkeit
sollten sie meiner Meinung nach an dieser Stelle zumindest erwähnt
werden. Wer sich dafür interessiert, die Buchhandlungen sind voll
von Literatur, um das Thema persönlich zu vertiefen. Am bekanntesten sind die Schüßler-Salze 1 bis 12. Sie bieten eine gute Grundver-
sorgung, während die restlichen 15 als Ergänzungsmittel fungieren,
da sie erst viel später in einer verfeinerten Technik von Laborunter-
suchungen gefunden wurden. Sie kommen nur in kleinen Mengen in
unserem Körper vor, manchmal fehlen sie gänzlich.

Nummer 1: Calcium fluoratum

macht Weiches hart und Hartes weich, gilt als das Salz des Binde- und Stützgewebes. Alles wird wieder in Form gebracht, gedehnt und beweglich gemacht. Im Wechsel mit Nummer 11 (Silicea) entfaltet das Salz seine größte Wirkung bei einer Erschlaffung der Bänder und Sehnen: Bandscheibenschäden, Organsenkungen, schlaffe Haut, Krampfadern, spröde Nägel und Haare, Einrisse am After, Hämorrhoiden, Venenentzündungen, Borken, Schrunden, Risse, verhärtete bis steinharte Drüsen und Lymphknoten.

Indikationen auf der geistig-seelischen Ebene: Schwierigkeiten, sich anzupassen, Verschlossenheit, Sturheit, eigensinnig, sich einen Panzer zulegen, unentschlossen, grundlose Furcht vor finanziellen Verlusten, Angst vor Armut (dadurch Angst, Neues zu wagen).

Nummer 2: Calcium phosphoricum

ist angezeigt bei Zellerneuerung und den Aufbauprozessen des Körpers, das heißt, es beeinflusst die Ernährung der Knochen, Drüsen und Lymphknoten, bei Zahnung. Knochen sind weich und brüchig, Drüsen und Lymphknoten sind geschwollen. Das Salz ist ein Aufbau- und Nervenmittel sowie ein Kräftigungsmittel.

Indikationen auf der geistig-seelischen Ebene: Kontaktarmut und schnelle nervliche Erregbarkeit. Hat das Gefühl, immer weggehen zu wollen, um an einem anderen Ort schnell wieder nach Hause zu kommen. Menschen, denen dieses Mittel fehlt, sind missmutig, gereizt, unruhig. Oft bei Kindern in der Wachstumsphase indiziert.

Nummer 3: Ferrum phosphoricum

dient der erhöhten Sauerstoffaufnahme, es ist das Salz des Immunsystems. Deshalb verabreicht man Ferrum phosphoricum oft bei einer beginnenden Erkältung ohne deutliche Symptomatik. Es passt aber auch zu empfindlichen und nervösen Menschen mit Neigung zu Anämie.

Indikationen auf der geistig-seelischen Ebene: Es fehlt an Konzentration und Abwehrstärke, an Standhaftigkeit und Durchsetzungsvermögen. Die Menschen sind meist geschwätzig und unnatürlich aufgeregt, sind aber Gesellschaft gleichzeitig abgeneigt.

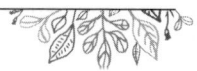

Nummer 4: Kalium chloratum

Kalium ist in jeder Zelle vorhanden. Kalium chloratum ist ein wichtiges Entgiftungsmittel und das Salz der Schleimhäute. Es beseitigt Krankheitsherde und neutralisiert Gifte. Mit dem Salz Nummer 9 und Salz Nummer 11 entgiftet es die Lymphe, mit Nummer 8 kann es zur Ausleitung von Narkosegiften verwendet werden. Anwendung auch bei katarrhalischen Zuständen mit milchweißen, zähen, klebrigen und dickflüssigen Absonderungen.

Indikationen auf der geistig-seelischen Ebene: unzufrieden, mutlos, reizbar und zornig, vor allem bei Kleinigkeiten. Man kann gut andere beraten, aber man schaut nicht gern genau bei sich selbst hin.

Nummer 5: Kalium phosphoricum

ist der Lichtbringer für die Nerven und passt deshalb gut zu überarbeiteten Studenten. Der Mensch, der Kalium phosphoricum braucht, ist empfindlich, nervös, schwach und leicht ermüdbar.

Indikationen auf der geistig-seelischen Ebene: Schüchtern, zaghaft, nervös und schreckhaft sind diese Menschen, aber auch wütend mit Heulen und Schreien, vor allem bei Kindern. Sie nehmen alle Gedanken aus der Umwelt ungefiltert auf. Ihnen fehlt die (nervliche) Kraft für eine eigenverantwortliche gedankliche Ausrichtung.

Nummer 6: Kalium sulfuricum

hat seine hauptsächliche Wirkung auf die Schleimhäute der Atemwege sowie der Haut, wo es Abschuppungen hervorruft. Das Salz beschleunigt den Stoffwechsel und ist sozusagen der Großreinemacher des Körpers. Sulfur als Einzelmittel in der Homöopathie ist vor allem dafür bekannt, dass es heilende Impulse weitergibt bei Krankheiten, die nicht richtig herauskommen. Genauso macht es auch dieses Salz. Es wird ihm sogar nachgesagt, dass es bei Schlafstörungen hilft, bei denen man zwischen 1 und 3 Uhr (also zur sogenannten Leberzeit) aufwacht.

Indikationen auf der geistig-seelischen Ebene: Festhalten an alten Problemen oder an schmerzlichen Erfahrungen aus der Vergangenheit, vor allem der Kindheit. Es hilft beim Verzeihen und Loslassen.

Nummer 7: Magnesium phosphoricum

hat das wahrscheinlich größte Wirkspektrum. Es steuert das vegetative Nervensystem und sorgt für Balance zwischen Anspannung und Entspannung. Es wirkt ebenfalls auf die Muskeln und hilft bei müden, matten und erschöpften Menschen. Es eignet sich zur Krampflösung jeglicher Art und bei Schmerzen, die blitzartig einschießen. Es ist auch bei Krämpfen und Koliken von Nieren und Galle indiziert. In diesem Fall 15 Tabletten in heißem Wasser auflösen und so heiß wie möglich schluckweise trinken.

Indikationen auf der geistig-seelischen Ebene: Man steht unter Druck, ist gefordert und verkrampft sich. Der Schmerz zwingt einen zur Ruhe und zur Innenschau.

Nummer 8: Natrium chloratum

in unserem Sprachgebrauch auch Kochsalz genannt, hat wie ebendieses einen großen Einfluss auf unsere Ernährung. Ein Zuviel zieht Wasser an, es kommt zu Ödemen, zur Wassersucht. Gleichzeitig greift Kochsalz das Blut an und ruft Blutarmut und Leukozytose hervor. Das Schüßler-Salz Nummer 8 reguliert deshalb die Körperflüssigkeiten, vor allem Lymphe und Blut. Es bringt Nährstoffe und Mineralsalze ins Blut und fördert die Ausscheidung von Fremdstoffen und Giften.

Indikationen auf der geistig-seelischen Ebene: Mangel an Lebensfreude, traurig und weinerlich, aber ohne getröstet werden zu wollen. Salz Nummer 8 bringt Geben und Nehmen ins Gleichgewicht. Bei Suchtkranken (Alkohol, Nikotin) gibt Natrium chloratum die Würze des Lebens zurück.

Nummer 9: Natrium phosphoricum

ist das Funktionssalz zur Aufrechterhaltung des Säure-Basen-Haushaltes schlechthin. Ein ausgeglichener Säure-Basen-Haushalt ist wichtig, damit der Nährboden für Krankheiten gar nicht erst entstehen kann. Das klingt einfach und würde es auch sein, wenn wir auf Rauchen, Alkohol und auf jede Art von Stress und schlechter Ernährung, vor allem Milch, Zucker und fettes Essen, verzichten würden. Das scheint fast unmöglich zu sein und darum ist Schüßler-Salz Nummer 9 bei jeglichen gelblichen rahmartigen Absonderungen der Haut (zum Bei-

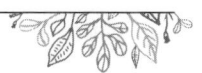

spiel Mitessern) genauso wie bei Neuralgien, Fettleibigkeit, Gelbsucht, Nierenentzündungen, bei Sodbrennen und saurem Erbrechen angezeigt. Der Mensch, der Nummer 9 braucht, ist im wahrsten Sinnen des Wortes ein saurer Mensch und diese Übersäuerung sollte er schnellstens loswerden.

Indikationen auf der geistig-seelischen Ebene: Choleriker mit überschäumendem Temperament, die nicht das richtige Maß im Leben finden können und mit ihrer zerstörerischen Kraft ihr Ziel erreichen wollen ohne Wenn und Aber. Nummer 9 hilft dabei, das richtige Maß an Veränderungen zu finden.

Nummer 10: Natrium sulfuricum

erhöht die Nieren- und Blasentätigkeit und sorgt dafür, dass überflüssige Stoffwechselschlacken ausgeschwemmt werden. Natrium sulfuricum, im Volksmund auch Glaubersalz genannt, ist vor allem für Personen geeignet, deren Beschwerden durch das Wohnen in feuchten Räumen entstanden sind. Außerdem beeinflusst es die Funktion der Bauchspeicheldrüse und der Leber. Vor allem hier auch bei Kopfschmerzen (Migräne) im Hinterkopf mit dem Gefühl, als ob dieser in den Schraubstock gepresst wird, begleitet von ständigem Speichelfluss. Außerdem bei Essstörungen, Verdauungsproblemen, Fettleibigkeit infolge von Leber- und Bauchspeicheldrüsenstörungen.

Indikationen auf der geistig-seelischen Ebene: Man möchte Überflüssiges und Belastendes loswerden, hat Furcht vor Menschenmengen oder Furcht, dass ein Unglück passiert. Man ist argwöhnisch, empfindlich, traurig und wehmütig, vor allem durch Musik und gedämpftes Licht. Oft haben die Betroffenen ein bestimmtes Muster: Regelmäßiger Alkoholkonsum oder reine Rohkosternährung können nicht verdrängen, dass man mit seinem Handeln keine dauerhafte Lösung herbeiführen kann.

Nummer 11: Silicea

ist ein Salz, das vor allem angezeigt ist, wenn man häufig erkältet ist mit allgemeiner Schwäche und frühzeitiger Alterung. Es ist das Salz, das Bestandteil von Bindegewebe, Schleimhaut, Haaren, Nägeln, Knochen und Nerven ist. Es ist ein bekanntes Mittel für brüchige Nägel,

Karies, Hautentzündungen, Fisteln und Furunkel. Es stabilisiert bei Organverschiebungen, Prolaps, außerdem bei Gereiztheit, Schreckhaftigkeit, Nervosität und Überempfindlichkeit.

Indikationen auf der geistig-seelischen Ebene: Man kann sich nicht klar abgrenzen gegen die Meinung anderer, setzt keine Grenzen. Man hat fixe Ideen, grübelt, ist ängstlich, kann sich nicht konzentrieren, ist licht- und lärmempfindlich. Man möchte sich nicht helfen lassen, anderen nicht zur Last fallen.

Nummer 12: Calcium sulfuricum

ist *das* Bindegewebsmittel. Es wirkt vor allem auf Drüsen, Lymphknoten und Schleimhäute. Es ist das Mittel der Wahl bei Eiterungsprozessen jeglicher Art (Abszesse, eitrige Nasennebenhöhlenentzündungen oder auch langwierige Blasenentzündungen), regt den Stoffwechsel an und unterstützt die Blutgerinnung.

Indikationen auf der geistig-seelischen Ebene: ist stets in Eile, hasst und verachtet all diejenigen, die nicht seiner Meinung sind, seinen Wert nicht zu schätzen wissen. Fördert, mit der eigenen Kreativität schöpferisch umzugehen, sich abzugrenzen, die Schwierigkeiten des Lebens mit Freude zu meistern.

Alle hier aufgezählten Salze mit ihren Indikationen bedürfen einer näheren Betrachtung und sollten in jedem Fall zusammen mit einem Therapeuten ausgewählt werden. Eine Auswahl erfolgt unter Berücksichtigung einer Vielzahl von Symptomen und nicht, weil eines der hier aufgezählten Symptome vorhanden ist.

Die Nummern 1 bis 12 sind sogenannte Basissalze. Des Weiteren gibt es die sogenannten Ergänzungsmittel (Nummern 13 bis 27), die ich an dieser Stelle kurz erwähnen möchte.

Nummer 13: Kalium arsenicosum

kann bei langjährigen Hautkrankheiten, die durch Juckreiz charakterisiert sind, eingesetzt werden. Es ist bewährt bei Schwächezuständen der Nerven sowie bei Erschöpfungszuständen. Berührung und Geräusche verschlimmern die Zustände, außerdem sind die Füße ständig

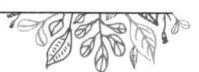

kalt und man wacht zwischen 1 und 3 Uhr nachts auf. Auf geistig-seelischer Ebene hilft es bei innerer Unruhe, sich ständig Sorgen zu machen und immer alles kontrollieren zu wollen. Menschen, die dieses Salz brauchen, reagieren unter Umständen nervös und aggressiv auf Störungen in der eigenen Routine.

Nummer 14: Kalium bromatum

wirkt auf den Geist und die Nerven. Es findet bei Schlaflosigkeit und Kopfschmerzen Anwendung. Besonders Kinder, die des Nachts aus Albträumen aufwachen, reagieren auf dieses Salz. Auf geistig-seelischer Ebene gibt das Salz innere Festigkeit bei Sorgen um den Verlust von Eigentum, Ansehen oder Geldverlegenheiten, aber auch bei Krankheit oder Tod eines engen Freundes.

Nummer 15: Kalium jodatum

Hier steht die Jodkomponente im Vordergrund. Daraus ergibt sich seine Funktion zur Behandlung der Schilddrüse bei Über- oder Unterfunktion. Außerdem wirkt es auf Drüsen und geschwollene Lymphknoten und kommt zum Einsatz bei hartnäckigen chronischen Erkrankungen, wenn man sich „ganz erledigt" fühlt. Es fördert die Abwehrkräfte. Auf geistig-seelischer Ebene hilft es bei reizbaren und aufbrausenden Menschen, die in der Vergangenheit eine tiefe Verletzung erfahren haben. Es hilft. den Anforderungen im Leben gerecht zu werden, ohne sich von der Umwelt Druck machen zu lassen.

Nummer 16: Lithium chloratum

regt den Stoffwechsel an und gleicht Stimmungsschwankungen aus. Lithium beschleunigt die Ausscheidung von Stoffwechselprodukten und hilft beim Heilungsverlauf. Eine Therapie mit diesem Salz sollte nicht abgebrochen, sondern langsam ausgeschlichen werden, damit die hervorgerufene gehemmte Enzymproduktion wieder langsam hochgefahren werden kann. Auf geistig-seelischer Ebene hilft es, große Stimmungsschwankungen auszugleichen.

Nummer 17: Manganum sulfuricum

Mangan ist eng mit Eisen assoziiert und somit für die Bildung der roten Blutkörperchen von Bedeutung. Es kann das Salz Nummer 3, Ferrum phosphoricum, in seinen Einsatzgebieten verstärken. Auf geistig-seelischer Ebene ist es angezeigt, wenn man bei der Suche nach Anerkennung und Liebe und der Akzeptanz der eigenen Persönlichkeit durch andere das Gefühl entwickelt, immer mehr als die anderen leisten zu müssen.

Nummer 18: Calcium sulfuratum

Schwefel ist nötig, um Eiweiß zu bilden, das die Grundlage jeder Zelle ist. Da aber die chemische Verbindung Calcium sulfuratum kein Sauerstoffatom enthält, klaut es sich das fehlende Atom aus dem Stoffwechsel und senkt damit eine übersteigerte Säurebildung. Daneben fördert es die Glukosespeicherung in Muskulatur und Leber und den Abtransport von Stoffwechselendprodukten. Daraus ergibt sich auch sein Wirkungskreis, nämlich die Behandlung von schwer heilenden Hautausschlägen und Schwermetallvergiftungen. Auf geistig-seelischer Ebene vermittelt es gesunden Ehrgeiz und Durchhaltekraft.

Nummer 19: Cuprum arsenicosum

ist ein geeignetes Mittel gegen Krämpfe, Hexenschuss und Kopfschmerzen, nächtliche Wadenkrämpfe, Ischialgien, Neuralgien und Koliken, vor allem im Magen-, Darm- und Nierenbereich. Auf geistig-seelischer Ebene hilft es, Halt in sich selbst zu finden.

Nummer 20: Kalium aluminium sulfuricum

hat einen Bezug zum vegetativen Nervensystem, es wirkt entkrampfend auf die Blutgefäße und die glatte Muskulatur. Es beschleunigt die Blutgerinnung, fördert das Denkvermögen bei Lernstörungen und Vergesslichkeit. Auf geistig-seelischer Ebene stärkt es das eigene Ich, wenn Kontrollverlust im Vordergrund steht.

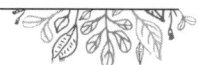

Nummer 21: Zincum chloratum

stärkt das Immunsystem, lässt Wunden schneller heilen und stärkt das Nervensystem. Es hilft bei „restless legs" und Schlaflosigkeit aufgrund nervöser Empfindlichkeit. Auf geistig-seelischer Ebene verhilft es zu Ruhe und Entspannung und lässt einen die Welt wieder mit anderen Augen wahrnehmen.

Nummer 22: Calcium carbonicum

ist wichtig bei Erschöpfungszuständen mit kalten und feuchten Füßen. Man ist infektanfällig und neigt zu Übergewicht. Salz Nummer 22 wirkt ausgleichend und fördert sowohl die Entwicklung bei Kindern als auch bei Erwachsenen. Es ist auf geistig-seelischer Ebene vor allem für Menschen mit starkem Schutzbedürfnis angezeigt, um ihre Selbstachtung und Selbstliebe zu fördern.

Nummer 23: Natrium bicarbonicum

kennen die meisten noch von ihrer Großmutter, es ist umgangssprachlich auch als Soda oder Natron bekannt. Es hilft bei Übersäuerung der Salzsäure im Magen mit Aufstoßen, Völlegefühl und Sodbrennen. Es wirkt sich positiv auf die Vorgänge der Bauchspeicheldrüse aus. Auf geistig-seelischer Ebene fördert es Selbstbeherrschung und Prinzipientreue und letztendlich auch das Vertrauen in sich selbst.

Nummer 24: Arsenum jodatum

wirkt umstimmend bei Allergien, Ekzemen, Akne, aber auch bei Bronchitis und Asthma, da es direkt auf die Haut und die Schleimhäute wirkt. Auf geistig-seelischer Ebene geht es um das Thema Präsenz des eigenen Ichs in der Welt und dessen Beachtung.

Nummer 25: Aurum chloratum natronatum

hilft vor allem bei hormonell bedingten Frauenleiden, wie Zyklusschmerzen oder Fruchtbarkeitsstörungen, Gemütserkrankungen und chronischen Beschwerden. Es wirkt auf die Zirbeldrüse und gleicht damit Schlafstörungen bei Jetlag aus. Auf geistig-seelischer Ebene verstärkt es das Metaphysische im Menschen und seine sensitiven Erfahrungen.

Nummer 26: Selenium

ist für Menschen geeignet, die sich müde und schwach, aber nach dem Hinlegen und Schlafen schlechter fühlen. Selen stärkt das Immunsystem und schützt die Zellen. Auf geistig-seelischer Ebene hilft es, wieder am Leben teilzunehmen und dieses mitzugestalten.

Nummer 27: Kalium bichromicum

ist ein wunderbares Mittel bei Entzündungen der Schleimhäute, insbesondere der Nebenhöhlen. Auf geistig-seelischer Ebene hilft es, seine Aufmerksamkeit für die schönen Dinge im Leben zu öffnen.

Mein *Fazit* für den Gebrauch der Schüßlersalze: Wer sich damit intensiver auseinandersetzt, bekommt einen ersten Einblick davon, was mit einfachen natürlichen Mitteln möglich ist. Es ist wie bei einem Tier, das an einem Salzstein leckt und dann nicht mehr genug davon bekommen kann. Schüßlersalze sind meiner Meinung nach der Schlüssel zu einer Tür, hinter der noch sehr viel mehr (Lebens)Schätze warten: angefangen mit der hohen Kunst der Homöopathie und der Kräutermedizin über Akupressur, Fußreflexzonenmassage, Meditation und vielen anderen Methoden und Heilweisen, die sich mit dem Menschen als Ganzes auseinandersetzen. Meiner Meinung nach reichen die Schüßlersalze nicht aus, wenn frau sich handfesten Körpersymptomen gegenübersieht. Sie sind eine wundervolle Ergänzung zu anderen Therapien und ich hoffe, sie machen Lust auf mehr – und auf das Meer an Wissen, dass jede Frau anzapfen kann und von dem so reichlich zur Verfügung steht. Schüßlersalze sind ein wunderbarer Anfang!

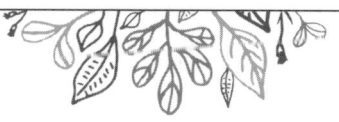

Gegen alles ist ein Kraut gewachsen

„Das Kraut kenn' ich", sagte der Teufel und setzte sich in die Brennnesseln.

hat er, der Teufel. Auch für die Wechseljahre kann frau zunächst auf die heilende Kraft der Kräuter zurückgreifen. Spirituell ist es die Seele, die Anima, das Qi der getrockneten Kräuter, die wir in uns aufnehmen. Wer einen „Pflanzenseelentest" machen möchte, der nehme das Glas mit den Kräutern, schüttle es sanft und nehme nun den Deckel ab: Tief einatmen und wenn der Duft stark ist, dann sind die Kräuter frisch und besonders wirksam. Deshalb sollten Tees und Gewürze gut verschlossen aufbewahrt werden. Unsere materielle Welt ist letztendlich nur eine intensive Verdichtung von Informationen oder Signalen, die unser Gehirn zu Bildern verarbeitet, um das entstehen zu lassen, was unser Auge sieht bzw. sehen möchte oder eben als Tee in den Körper aufnimmt. Wen die Frage, warum Kräuter wirken, umtreibt, dem kann ich mein erstes Buch *Der spirituelle Kräutergarten* empfehlen, in dem es nicht nur um die magische und spirituelle Seite von Kräutern geht, sondern auch um ihre quantenphysikalische Wirkungsweise als Gedankenexperiment.

Doch beginnen wir mit der praktischen Seite für die Beschwerden in den Wechseljahren. Bevor ich anfange, über Frauenheilpflanzen zu sprechen, möchte ich ein paar Worte über die Planeten verlieren: Generell hat der Mensch versucht, seine Naturbeobachtungen irgendwie zu sortieren und in ein Ordnungssystem zu bringen, wobei das Ordnungssystem nach den Planeten ein sehr interessanten Aspekt ist, zeigen diese uns doch auf, wie unsere Vorfahren die Natur wahrgenommen haben. Pflanzen, insbesondere Heilpflanzen, wurden aber nicht nur nach diesem Aspekt beurteilt. Europäischen Kräutern wurden beispielsweise im Allgemeinen bestimmte Grundeigenschaften zugeschrieben. Sie werden nach Farbe, Geschmack und Wirkung noch immer in kalt/kühlend oder warm/heiß unterschieden.

Am Beispiel einer Erkältung soll das verdeutlicht werden: Ich habe seit einigen Tagen eine Erkältung und mittlerweile etwas Fieber und/oder ein innerliches Brennen, oft begleitet von starkem Husten (gelbgrünlicher Auswurf) und/oder einer Halsentzündung mit eitrigen Ablagerungen. Jetzt brauche ich Kräuter, die kühlende Eigenschaften haben, wie beispielsweise Holunder, Spitzwegerich, Kermesbeere und Lindenblüten. Kräuter mit warmen und heißen Eigenschaften werden dafür verwendet, um Kälte zu zerstreuen und die inneren Organe zu wärmen. Das wäre beim Beginn einer Erkältung von Frösteln oder sogar schon Schüttelfrost, leichtem Fieber, Niesen, wässrigem Schnupfen und Husten begleitet. In einem solchen Fall wären Kräuter wie Angelikawurzel, Salbei, Löwenzahn und Ingwer gut. Geschmack und Temperatur machen also die Energetik der Heilpflanze aus und werden in Bezug auf ihre Wirkung auf den Körper eingeordnet, wie das obengenannte Beispiel einer Erkältung verdeutlicht. Wer sich mit Hilfe dieser Einordnung nach Planeten der Energetik näher damit beschäftigt, wird verwundert feststellen, dass die Pflanzenordnungen und die im Umkehrschluss sich daraus ergebenden Indikationen bis heute ihre Richtigkeit haben.

Weiterhin können unsere Kräuter in drei Gruppen eingeteilt werden. Die Kräuter der ersten Ordnung sind das therapeutische Herz des Heilmittels. Die Kräuter der zweiten Ordnung werden dazu verwendet, um die Kräuter der ersten Ordnung in ihrer Wirkung zu unterstützen. Die Kräuter der dritten Gruppe kräftigen den Körper, nähren ihn und unterstützen den Heilungsverlauf. Außerdem harmonisieren sie die eventuell sehr starke Wirkung von Kräutern der ersten Ordnung. Die westliche Tradition spricht hier von der Hauptarznei als dem *Remedium cardinale* und dem *Adjuvans*, der das Hauptkraut unterstützenden und verstärkenden Kräuterarznei. Der dritte Bestandteil gilt als *Korrigens*, also das Heilkraut, das in ähnlicher Richtung wirkt, aber

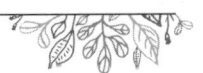

insgesamt die Mischung verträglicher macht. Ich werde deshalb in den Rezepturen hinter jeder Pflanze ein „R" für *Remedium cardinale*, ein „A" für *Adjuvans* oder ein „K" für *Korrigens* angeben.

Doch zunächst versuchen wir unseren Geist für neue Ansichten und innere Bilder zu öffnen und schauen uns die Planeten und ihre Beziehungen zu den Pflanzen einmal genauer an.

Die Entsprechungen der Planetenkräfte

Sonne

Den strahlenden Lichtpflanzen hat man Bewusstsein und Ichbewusstsein zugeordnet. Diese Pflanzen erkennt man an ihrer goldgelben Farbe und dem süßen Geschmack. Sie wirken auf das Herz und die Lunge und sind deshalb besonders oft Lebenselixiere, die die Abwehr stärken und bei Depressionen eingesetzt werden.

Mond

Der Mond steht der Erde am nächsten und seine Kräfte werden auf die Erde weitergeleitet (vgl. hierzu die Kräfte von Ebbe und Flut). Mondpflanzen können vor allem bei Menstruationsbeschwerden und sexuellen Problemen eingesetzt werden, genauso wie Venus-, Mars- und Merkurpflanzen. Mondpflanzen sind glänzend, silbrig, wässrig, schleimig und schnell wachsend.

Venus

Die Venus ist der Planet, welcher der Erde am ähnlichsten ist. Wenn man zeitig genug aufsteht, also noch bevor die Morgendämmerung einsetzt, kann man sie als unglaublich hellen und strahlenden Stern sehen. Venus steht für Liebe, Freundschaft, Anziehungskraft und Sexualität. Daraus ergibt sich auch ihre Indikation für Frauen: Venenerkrankungen, Verlust der Lebenskraft, Nachlassen der Libido. Venenpflanzen haben rosa Blüten und wohlschmeckende essbare Früchte.

Mars

Der rote Planet ist der Planet des Kampfes und des Krieges. Die ihm zugeordneten Pflanzen können daher auflösen, zersetzen und reinigen. Marspflanzen erkennt man an ihrem stachligen, borstigen und dornigen Wesen. Natürlich haben sie – wie sollte es auch anders sein – rote Früchte und Blüten. Sie stärken unser Immunsystem und werden bei Menstruationsstörungen genauso wie bei Endometriose angewendet.

Merkur

Den Merkur kann man nur kurz vor Sonnenaufgang und kurz nach Sonnenuntergang beobachten. Vielleicht steht er deshalb dafür, Grenzen zu setzen, sowie für die schnelle Veränderung und den Austausch. Merkurpflanzen werden in der Frauenheilkunde vor allem bei Entzündungen und nervöse Störungen eingesetzt. Seine Pflanzensignatur ist am Vorhandensein vieler Blätter oder dem schlanken oder gefiederten Blatt zu erkennen.

Saturn

Saturnpflanzen stehen für Abgrenzung, Einschränkung, Selbstdisziplin, Ruhe. Sie unterstehen dem Alter und langsamen sowie chronischen Prozessen. Pflanzen mit einer Saturnsignatur wirken unter anderem zusammenziehend, belebend, mineralisierend und beruhigend. Manche können auf das Bewusstsein wirken, weshalb sie als Rauschmittel eingesetzt werden (zum Beispiel Alraune, Stechpalme, Hanf, Tollkirsche). Beliebte und häufig genutzte Saturnpflanzen in der Frauenheilkunde sind beispielsweise der Ackerschachtelhalm, das Hirtentäschelkraut und der Beinwell.

Jupiter

Das hellste Licht am Nachthimmel – nur Mars leuchtet gelegentlich heller – bringt Klarheit in unser Leben. Es sind üppig wachsende Pflanzen mit einem stattlichen und edlen Aussehen. Es sind aufrecht stehende Pflanzen mit holzigem Charakter und essbaren Früchten. Jupiterpflanzen werden der Leber und dem Bindegewebe zugeordnet und heilen deren Erkrankungen.

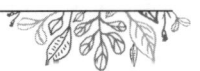

Die einzelnen Pflanzen

An dieser Stelle sei darauf hingewiesen, dass die vorgestellten Pflanzen in der richtigen Mischung im besten Fall die körperlichen Symptome abmildern können. Wer sich nicht ab und zu ins stille Kämmerlein setzt oder auf dem Sofa liegend die Gedanken wandern lässt, um zu überlegen, wie der persönliche Stress reduziert werden kann, dem nützen auf lange Sicht auch die Kräutlein nichts.

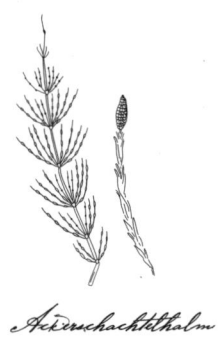

Ackerschachtelhalm

Der Ackerschachtelhalm wird dem Planeten Saturn zugeordnet, das heißt, die Pflanze ist verholzend und mineralisierend. Sie gibt Struktur durch die Kieselsäure, kräftigt die Haut und die Schleimhäute sowie das Binde- und Stützgewebe, stillt Blutungen, vor allem der Gebärmutter, aber ebenso in allen anderen inneren Organen.

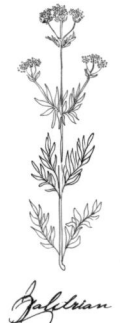

Baldrian

Dies ist eine wunderbare und stolze Pflanze, dem Planeten Merkur wegen ihrer aufrechten Gestalt (nach O. Rippe) und der Sonne wegen ihrer wärmenden Eigenschaften (nach Fischer-Rizzi) zugeordnet. Im Klimakterium kann Baldrian vor allem das Blut tonisieren, die Gebärmutter wärmen und entkrampfend bei Menstruationsproblemen wirken. Außerdem hilft er bei Verdauungsschwächen und natürlich bei Einschlafstörungen. Doch aufgepasst: Baldrian hilft leider nicht bei allen Einschlafstörungen. Im hohen Alter sollte man mit der Einnahme von Baldrian aufpassen und ihn zur allgemeinen Stärkung der Lebenskraft morgens einnehmen.

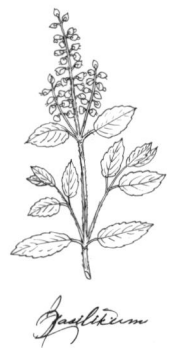

Basilikum

Wer denkt bei Basilikum schon daran, sich daraus einen Tee zu brauen? Sicherlich kaum jemand, dann doch lieber ein leckeres Pesto oder einen „Insalata Caprese". Einen Tee daraus sollte man trotzdem trinken, bei Kopfschmerzen oder Kopfdruck, wenn man das Gefühl hat, dass der Kopf ganz schwer ist. Basilikum befreit von der Schwere und weckt die Lebensgeister. In der zweiten Hälfte des weiblichen Zyklus kann dieses feine und sensible Kraut helfen und den Durchbruch bringen, wenn die Frau das Gefühl hat, die Menstruation müsste bald einsetzen, aber sie will und will nicht kommen. Doch bitte vorsichtig dosieren, denn Basilikum wirkt durchblutungsfördernd und kann die Blutung verstärken. Es hat die Signatur von Jupiter und Mond.

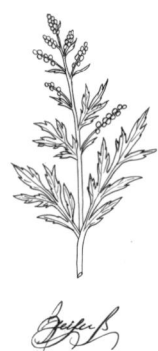

Beifuß

Der Beifuß ist eine mächtige Frauenpflanze. Sie ist der Göttin Artemis (Diana) geweiht, die in unseren Breitengraden sowohl für das Jugendliche als auch für das Mütterliche und die Weisheit steht. Der Beifuß trägt die Signaturen von Mond und Merkur und kann vor allem in der Zeit der Wandlungsjahre eingesetzt werden, um die Lust zu fördern, da er für eine gute Beckendurchblutung sorgt und den Hormonhaushalt ausgleicht. Entzündungshemmend wirkt er besonders bei chronischen Blasen- und Vaginalinfekten, Blasenschwäche, Beckenbodenschwäche und bei Endometriose.

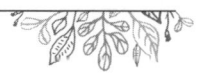

Beinwell

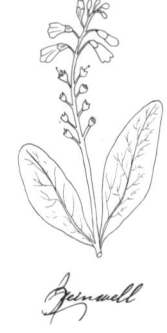

Ach, mein schöner Beinwell! Da steht er stolz und erhaben in meinem Garten in einer recht unwirtlichen Ecke und wächst und wächst. Der Beinwell, Jupiter und Saturn zugeordnet, wird vor allem äußerlich bei chronischen Eiterungen, dem sogenannten offenen Bein, Gelenkverletzungen (hier auch Schulter-Arm-Syndrom) sowie allen stumpfen Traumata als Auflage eingesetzt und innerlich bei Blutungen, die nicht aufhören wollen, sozusagen als letzte Instanz, wenn nichts anderes hilft. Er enthält Pyrrolizidinalkaloide (giftig) und sollte deshalb nicht länger als sechs Wochen eingenommen werden. Deshalb ist die homöopathische Aufbereitung von *Symphytum* eine gute Alternative bei einer längeren Anwendungszeit. Doch keine Angst, Beinwell wird mittlerweile sogar in der Kräuterküche verwendet. Er hat einen gurkenähnlichen Geschmack und daran sieht man wieder: alles in Maßen und auch die Mäßigung in Maßen.

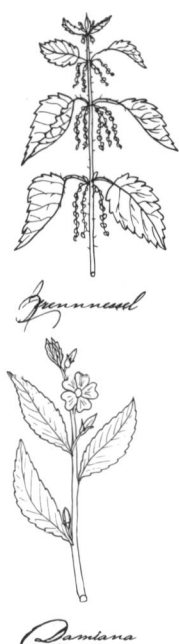

Brennnessel

Diese dem Mars zugeordnete Pflanze wird komplett unterschätzt. Dabei ist sie so vielseitig anwendbar und mit ihren Wirkstoffen schon beinahe dazu bestimmt, fast täglich getrunken zu werden. Antirheumatisch und lustfördernd ist sie ebenfalls eine wunderbare Pflanze im Klimakterium, da sie ganz besonders die Lebensenergie stärkt.

Damiana

Diese Pflanze trägt die Kräfte von Mond und Jupiter in sich, entspannt und befeuert die Lust, schreibt Heide Fischer in ihrem Buch *Frauenheilpflanzen*. Und damit ist fast alles gesagt, oder? Und was Damiana für die Frau ist, das ist

Yohimbe für den Mann. Beide machen den Kopf frei und durchbluten die Beckenorgane. In Amerika, wo sie auch herkommt, wird Damiana oft als Rauschmittel geraucht. Na dann: Wohl bekomm's!

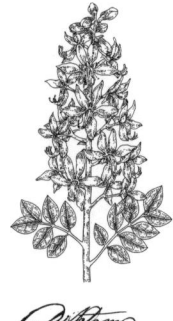

Diptam

Der Diptam wird gleich drei Planeten zugeordnet: Sonne, Mond und Jupiter. Eine der Lieblingspflanzen der Hildegard von Bingen, heute fast in Vergessenheit geraten. Eine wichtige Pflanze bei Endometriose, aber auch zur Regulierung der Energien im kleinen Becken sowie bei schmerzhafter Menstruation.

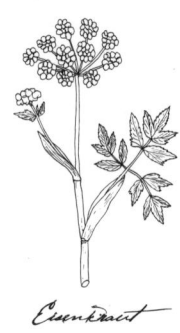

Eisenkraut

Du liebes Eisenkraut, klein und zart stehst du da mit deinen lieblichen blau-lila Blüten. In dir zeigt sich Jupiter, in der Heilkraft der Wurzel der Planet Mars. So wurdest du vor allem von den Römern als heilig verehrt. Doch hauptsächlich zeigt sich die Venus in dir, woraus sich wohl deine Heilwirkung ergibt: Bis zum 16. Jahrhundert galtest du als Kraut für „Liebesangelegenheiten". Heute sind deine Anwendungen vielfältiger geworden. Für uns Frauen bist du unentbehrlich bei PMS-Störungen, Monatsblutungen, die schlecht in Gang kommen, als Antistresspflanze, bei Migräne, Tinnitus und Schwindel. Außerdem stärkst du deine Verehrerinnen, wenn sie den Tod eines geliebten Menschen beklagen, genauso wie nach Misshandlungen. Ja, so bist du und dafür verehre ich dich sehr!

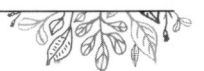

Engelwurz

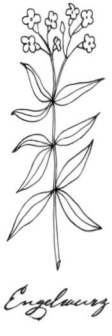

Engelwurz

Meine Lieblingspflanze! Der Sonne und dem Jupiter zugeordnet, ist sie wahrhaft eine königliche Pflanze. Sie nimmt mit ihrer breiten Dolde die ganze Sonnenenergie auf und leitet sie über ihre hohlen Stängel in ihre kraftvollen Wurzeln. Und so ist sie denn auch stärkend und vitalisierend, vor allem für das Herz und das Becken, und führt Frauen in ihrer Selbstfindungsphase zu mehr Durchsetzung und zur Wahrnehmung ihres Eigensinns: die Hälfte des Himmels (Mao Zedong) und die Hälfte der Erde, nicht mehr und nicht weniger.

Frauenmantel

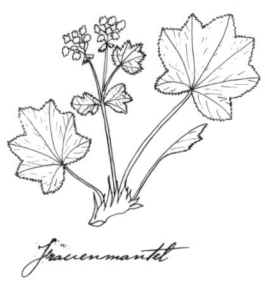

Frauenmantel

Dem Mond zugeordnet, war sie die Lieblingspflanze der Alchemisten. Es war der Tautropfen, der sich jeden Morgen auf der Pflanze bildet, den die mittelalterlichen Chemiker Himmelswasser nannten und mit dessen Hilfe sie versuchten, den Stein der Weisen herzustellen. Heute wird die Pflanze für fast alle Frauenkrankheiten verwendet.

Gänsefingerkraut

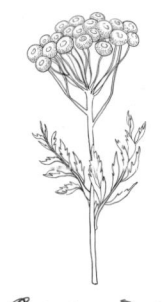

Gänsefingerkraut

mit den Signaturen der Venus und des Mondes wird in erster Linie bei allen Unterleibsschmerzen gebraucht, meist als Tinktur. Durch die darin enthaltenen Anserine wirkt es krampflösend und blutstillend, entspannend und beruhigend.

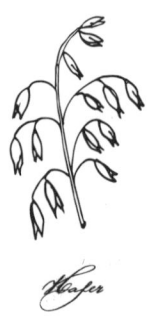

Hafer

Die Entsäuerungspflanze schlechthin, wenn sie als frische Pflanze (grüner Hafer) lange genug gekocht wird. Ansonsten sehr zu empfehlen bei Schlafstörungen in den Wandlungsjahren, bei allen Arten von Stress, sowohl psychisch als auch physisch, zum Beispiel als Tinktur von CERES. Hafer ist eine Saturn-/Merkur-Pflanze.

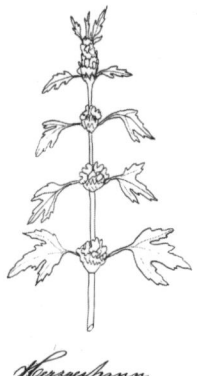

Herzgespann

Eine Venuspflanze, die in der ersten Zyklushälfte beruhigend auf das Herz wirkt. Sie hilft bei Ängsten vor und nach Trennungen, Jobwechsel und Ortsveränderungen. In der zweiten Zyklushälfte wird sie im Klimakterium zusammen mit einer tonisierenden Pflanze eingesetzt, um Blutungen zu stoppen.

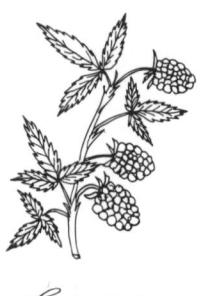

Himbeerblätter

Sie gelten als die Boten schlechthin, um Kräuter auf den Uterus wirken zu lassen. Als eine solche Botenpflanze unterstehen sie der Venus.

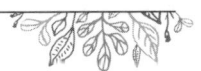

Hirtentäschel

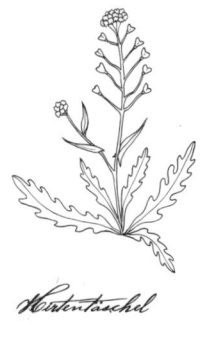

Diese unscheinbare, den meisten wohlbekannte Pflanze mit ihren herzförmigen kleinen Früchten kennen viele noch aus ihrer Kindheit, wenn man mit anderen Kindern auf Entdeckungstour am Bahndamm erstmals zeigte, wie mutig man war und eine Pflanze aß oder zumindest einen Teil davon. Das Hirtentäschel mit seinen Signaturen von Mond und Saturn stillt vor allem Blutungen, egal ob im Magen- oder Bauchbereich. Bei einer Blasenentzündung mit blutigem Urin wirkt es zusammen mit Schachtelhalm. Doch es hilft genauso gut bei Dysmenorrhoe, Hypermenorrhoe, Endometriose, Pilzerkrankungen sowie bei Myomen, die oft stark bluten.

Holunder

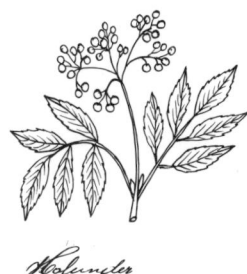

Der Holunder ist eine sehr alte Pflanze. Er wächst gern an alten Häusern (auch an neuen würde er wachsen, wenn man ihn nur ließe, anstatt eines getrimmten Rasens) und man überlegte sich früher sehr genau, den Hollerbusch zu fällen, weil darin die guten Hausgeister wohnten. Dem Mond und Saturn zugeordnet, gibt es beim Holunder eine große Vielfalt von Anwendungen. Interessant aber ist an dieser Stelle, dass er eine psychoaktive Pflanze ist, die bei Jähzorn und anderen festgefahrenen Zuständen hilft.

Hopfen

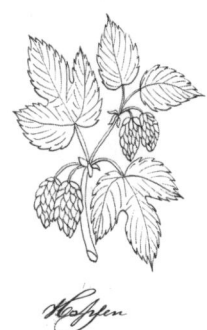

Der Hopfen, eine Marspflanze, ist eine Pflanze mit östrogenähnlichen Substanzen. Ihre schlaffördernde Wirkung in Kombination mit den eben erwähnten östrogenähnlich wirkenden Substanzen hilft besonders in den Wechseljahren. Frau sollte nur aufpassen und nicht

zu viel davon einnehmen, da sonst alle Symptome eines Östrogen-
überschusses (Brustspannen, verstärkte Blutung) ebenso wie Magen-
beschwerden auftreten können.

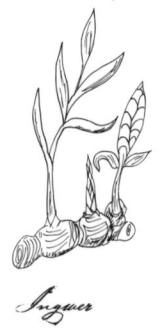

Ingwer

Der Ingwer ist eine Pflanze, die nicht bei
uns beheimatet ist. Er wird der Sonne zugeordnet. Ingwer bringt vor allem Wärme
in Frauenkörper, durchdringt sie und lin-
dert dadurch Schmerzen, die durch Kälte
hervorgerufen werden. Eine unentbehrliche
Pflanze in der Phytotherapie!

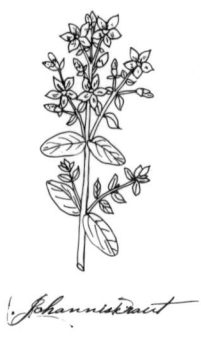

Johanniskraut

Eine Sonne/Neptun-Pflanze, die Licht in dunkle
Gedanken bringt, die vor allem mit Schlafstörungen und unklar lokalisierbaren Schmerzen
einhergehen. Das leuchtend rote Johanniskrau-
töl ist für die Wundheilung gedacht, fördert die
Durchblutung und stillt Schmerzen. Es wirkt
ebenfalls stark antiviral (zum Beispiel bei Gür-
telrose). Das Kraut kann auch gut zur Osteo-
porose-Prophylaxe eingesetzt werden.

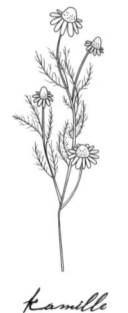

Kamille

Diese Venuspflanze hilft bei krampfartigen
Schmerzen, wie Dysmenorrhoe, aber auch bei
PMS-Beschwerden entfaltet sich ihre Wirkung,
weil sie die Leber entgiftet. Wohlbekannt ist ihr
beruhigender Effekt bei Schlafstörungen durch
Ärger – und davon dürften Frauen in ihren
Wechseljahren genug haben.

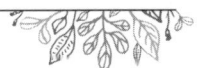

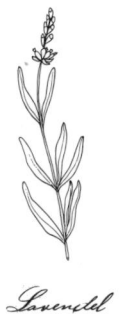

Lavendel

Eine warme Pflanze aus dem Süden, mittlerweile genauso im Norden durch kälteresistentere Arten heimisch. Sie trägt die Merkursignatur und auch sie ist eine psychoaktive Pflanze, die vor allem bei Wut, Ärger und Reizbarkeit besänftigt.

Lavendel

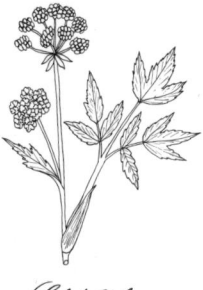

Liebstöckel

Dies ist ebenfalls eine Sonnenpflanze, die aber auch die Signaturen der Venus und des Merkurs in sich trägt und eine wunderbare Pflanze gerade in der Wandlungsphase ist. Sie ist ein hervorragendes Bluttonikum, ein gutes Diuretikum und hilft bei hormonellen Entgleisungen, PMS und Dysmenorrhoe.

Liebstöckel

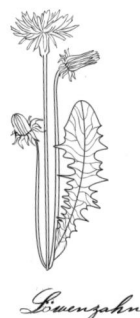

Löwenzahn

Noch so eine Pflanze, die überall bei uns wächst und nicht beachtet wird. Dabei ist sie wie die Brennnessel eine so vielfältige Pflanze, dass sie fast täglich getrunken werden kann. Sie stärkt das Herz, entgiftet die Leber und reinigt das Blut. Nach meiner eigenen Erfahrung eine sehr gute Hauptpflanze für eine schlaffördernde Teemischung. Löwenzahn ist ganz klar eine Sonnenpflanze, aber auch Jupiter hat seine Handschrift in ihr hinterlassen.

Löwenzahn

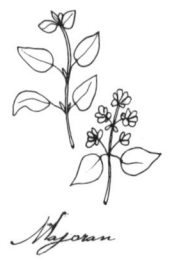

Majoran

Man kennt ihn vor allem aus der Küche: den Majoran. Eine beachtenswerte Merkurpflanze nicht nur zum bekömmlichen Kochen. In der Frauenheilkunde wird sie vor allem dazu benutzt, den Uterus bei Dysmenorrhoe zu wärmen, genauso wie bei Schmerzen in der Gebärmutter, die vor allem durch Kälte ausgelöst wurden. Majoran hat einen starken Bezug zum Kopf und zeigt deshalb gute Wirkung bei Druckkopfschmerz mit dumpfer Müdigkeit. Sie gehört ebenfalls zu den psychoaktiven Pflanzen, was ihren Einsatz gegen Depressionen, Migräne sowie Endometriose nahelegt.

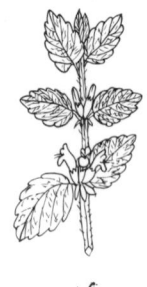

Melisse

Dies ist eine die Gebärmutter wärmende Pflanze, die vor allem in den alten Kräuterbüchern als Herzpflanze, die Freude und Gelassenheit bringt, beschrieben wird. Vielleicht gilt sie deshalb als Geheimmittel bei Überarbeitung und Stress. Sie ist also wie der Majoran ein psychoaktives Heilkraut. Die Melisse ist eine sehr gute Pflanze gegen Herpes: Dazu wird das Blatt zwischen den Fingern ausgedrückt und der Saft auf die betroffenen Stellen getupft. Die Melisse ist eine Venuspflanze.

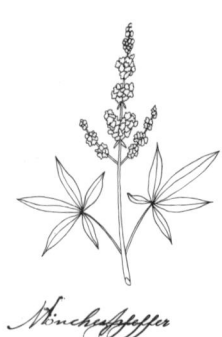

Mönchspfeffer

Eine Mondpflanze mit Renaissance-Charakter! Sie sollte bei PMS-Beschwerden nur dann eingenommen werden, wenn sich deutliche Anzeichen einer Östrogendominanz in der zweiten Zyklushälfte in Form von Brustspannen, Wassereinlagerungen, Schmierblutungen und Gereiztheit zeigen. Mönchspfeffer soll bei Depressionen im Klimakterium helfen und die Hormone in der Prämenopause regulieren.

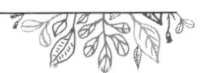

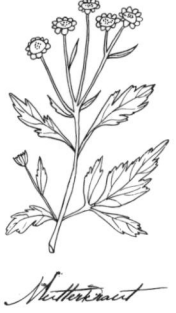

Mutterkraut

Eine Saturnpflanze, die vor allem in der zweiten Zyklushälfte mit einer anderen hormonausgleichenden Pflanze, wie dem Mönchspfeffer, in der Zeit der Wechseljahre zum Einsatz kommt. Doch ihre Königsdisziplin ist die Migräne, die gerade in den Wandlungsjahren eine besondere Herausforderung sein kann. Eine Pflanze, die im Mittelmeerraum beheimatet ist und schnell Einzug in unsere einheimischen Klostergärten hielt.

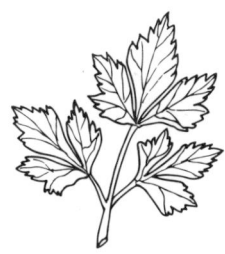

Petersilie

Die Wurzel von Jupiter, die Blätter von Merkur gekennzeichnet, ist die Petersilie eine wohlbekannte Gewürzpflanze in der heimischen Küche.

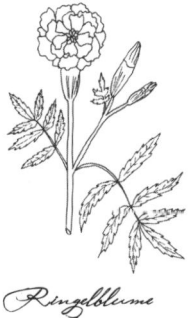

Ringelblume

Die Ringelblume hat gleich drei Planetensignaturen: Sonne, Mond und Venus. Sie ist eine alte Wundpflanze und kann in unserer heutigen Phytotherapie bei allen entzündlichen Prozessen der weiblichen Geschlechtsorgane, wie Eierstockentzündungen, Endometriose, aber auch bei Gebärmutter- und Muttermundgeschwulsten eingesetzt werden. Am besten verwendet frau die ganzen Blütenköpfe äußerlich und das ganze Kraut als Tee.

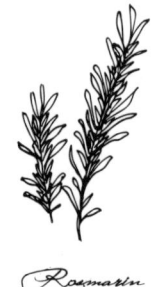

Rosmarin

Der duftende Rosmarin (Sonne/Mars), der in der deutschen Küche leider nur selten verwendet wird, war in der Antike Aphrodite, der Göttin der Schönheit und Liebe, geweiht. Der Rosmarin gilt mit seiner stärkenden Wirkung als wahrer Jungbrunnen: ein kleiner Tropfen seines Öls ins Schaumbad, und schwups, fühlt frau sich wie neugeboren. Er erwärmt als Tee den ganzen Körper, einschließlich der Gebärmutter. Besonders wirkungsvoll ist er bei kalten Händen und Füßen.

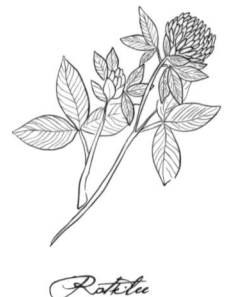

Rotklee

Der Rotklee ist eine Mars/Merkur-Pflanze und hat mit seinen Isoflavonen eine besondere Bedeutung in den Wechseljahren. Mit seiner hormonähnlichen Wirkung können Hitzewallungen abgemildert und ein Östrogenmangel ausgeglichen werden. Meist wird Rotklee als Fertigpräparat verabreicht, die Blätter werden als Tee verwendet.

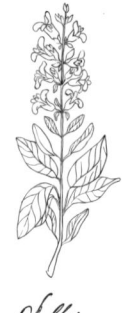

Salbei

Dies ist eine bekannte Jupiter/Merkur-Pflanze vor allem in der italienischen Küche. Bei uns eher als Tee, vor allem bei Halsschmerzen verabreicht, hilft er besonders in den Wechseljahren, um Hitzewallungen abzumildern. Man mische dazu Salbei-, Melissen- und Eisenkrauttinktur zu gleichen Teilen und nehme davon dreimal täglich 10 bis 30 Tropfen.

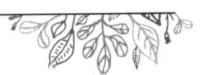

Schafgarbe

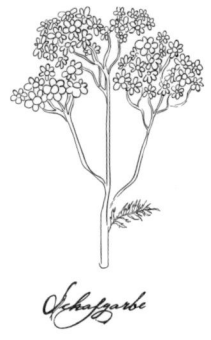

Sie ist eine wunderbare Heilpflanze, um Menstruationsblutungen zu stoppen (gern zusammen mit Hirtentäschel) oder diese zumindest in eine gemäßigtere Blutung zu überführen. Doch was noch viel wichtiger ist: Auch die Schafgarbe ist eine psychoaktive Pflanze. Gerade in der Zeit der Wechseljahre, wenn frau nicht mehr weiß, was sie will, weil Träume, Wünsche und Vorstellungen sich überlagern, kann diese Pflanze helfen, klarer zu sehen und nötige Entscheidungen zu treffen. Sie hilft auch bei Launenhaftigkeit, schärft die Wahrnehmung, hilft bei Migräne durch Wetterwechsel und bei Kopfschmerzen, die im Zusammenhang mit der Menstruation stehen. Sie ist eine Mond/Venus-Pflanze.

Traubensilberkerze

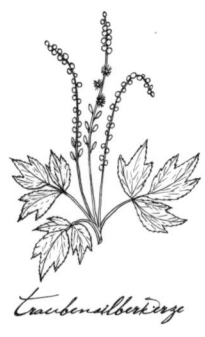

Sie ist die vierte Pflanze im Bunde, die in den Wechseljahren ausgleichend auf das sich verändernde Gleichgewicht der Hormone wirkt. Sie enthält das Isoflavon Formononetin, das Östrogen binden kann (aber keinen Östrogenersatz darstellt!). Sie hilft bei PMS (zusammen mit Mönchspfeffer), Hitzewallungen, nächtlichem Schwitzen, bei vielen entzündlichen Prozessen im Vaginalbereich und Endometriose. Eine vielseitige Mondpflanze, die bei den nordamerikanischen Indianern – da kommt sie her – auch Frauenwurzel genannt wird.

Weißdorn

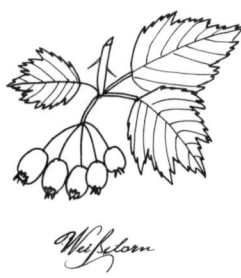

Der Weißdorn ist eine Venuspflanze und wirkt ebenfalls psychoaktiv. Von Pflanzen, die Frauen psychisch begleiten, kann frau in schwierigen Zeiten nicht genug haben, oder? Zunächst stärkt Weißdorn das Herz, damit frau in dieser aufregenden Zeit wieder ruhiger schlafen kann. Aber sie ist auch gut bei nervöser Migräne, hilft bei Unruhe, Reizbarkeit und emotionaler Unausgeglichenheit.

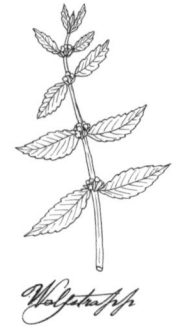

Wolfstrapp

Eine Mondpflanze und ebenfalls psychoaktiv! Sie reguliert den Uterus, wenn die Blutung nicht kommen will oder diese zu oft kommt. Sie hilft, wie die meisten psychoaktiven Pflanzen, bei Nervosität, Tinnitus und innerer Unruhe. außerdem zusammen mit Salbei bei Nachtschweiß (vielleicht noch Walnussblätter dazugeben) und PMS, vor allem, wenn frau weinerlich oder aggressiv in den Tagen vor den Tagen ist. Sie kann bei einer Hyperthyreose eingesetzt werden, um die Schilddrüse wieder ins Gleichgewicht zu bringen.

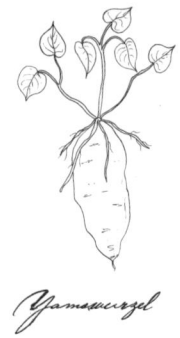

Yamswurzel

Die Yamswurzel möchte ich an dieser Stelle der Vollständigkeit halber nennen. Sie ist in unseren Breitengraden recht unbekannt und ihre Indikation beruht vor allem auf dem zusammengetragenen Wissen von Heide Fischer in ihrem Buch *Frauenheilpflanzen* (erschienen im Nymphenburger Verlag, Seite 237 ff.). Yamswurzel kommt zum Einsatz bei Frauen, die einen Progesteronmangel aufweisen bzw. eine Östrogendominanz. Die damit verbundenen Beschwerden sind: PMS, Eierstockzysten oder Zysten in der Brust, die mit klaren (!) Flüssigkeiten gefüllt sind. Auch Myome, die in einer Zeit wachsen, in der das Östrogen überwiegt, könnten sich eventuell mit Yamswurzel verkleinern. Frau kann Yamswurzel als Tinktur oder in pulverisierter Form als Kapsel zu sich nehmen. Bei Zysten könnte auf Gel oder Creme zurückgegriffen werden. Ach so, essen könnte man sie natürlich auch, die Wirkung ist dann allerdings wahrscheinlich viel geringer!

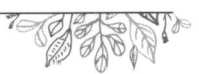

Zimt

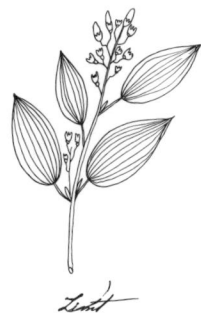

Last but not least eine Sonnenpflanze, die letzte der psychoaktiven Pflanzen in unserer Wechseljahr-Wandlungsjahr-Heilkunde. Zimt wirkt antiseptisch und schmerzstillend, erwärmt die Gebärmutter und die ganze weibliche Peripherie. Er hilft gegen Depressionen und Lebensunlust, indem er durch seine hitzigen Eigenschaften den stotternden Motor der fehlenden Lebenswärme wieder anwirft.

Es gibt natürlich noch eine Menge weiterer Heilpflanzen, aber mit den hier genannten dürften die heißen und die kalten, die schwitzenden und die traurigen Frauen ganz gut ihre körperlichen und vielleicht auch ihre seelischen Probleme lösen. Die nachfolgenden Teemischungen sind aufeinander abgestimmt. Trotzdem kann man die eine oder andere Pflanze austauschen, sie muss nur mit den anderen zusammenpassen. Es könnten auch komplett neue Mischungen zu den jeweiligen Problemen erstellt werden.

Endometriose-Mischung

30 g Löwenzahnwurzel (A)
20 g Frauenmantel (R)
10 g Ackerschachtelhalm (A)
10 g Himbeerblätter (A)
10 g Zimt (K) 1
5 g Fenchel (K)
10 g Süßholz (K)

Dreimal täglich zwei gehäufte Teelöffel mit kochendem Wasser übergießen, abgedeckt 10 Minuten ziehen lassen und etwa 1 bis 2 Stunden vor einer Mahlzeit trinken.

Zusätzlich: Gänsefingerkraut als Tinktur bei Schmerzen anwenden

Osteoporose-Tee

30 g Ackerschachtelhalm (R)
20 g Brennnessel (A)

10 g Johanniskraut (K)
10 g Beinwell (A)
10 g Süßholz (K)

Sextee – „The sexiest tea alive"

30 g Damiana (R)
20 g Basilikum (K)
10 g Himbeerblätter (A)
20 g Frauenmantel (A)
10 g Süßholz (K)

Kräutertee für strahlende Frauen ab 45

30 g Löwenzahnwurzel (A)
20 g Eisenkraut (A)
15 g Rotklee (R)
10 g Salbei (K)
10 g Holunderblüten (A)
5 g Süßholz (K)

Heiltee bei zu starker Menstruation (Hypermenorrhoe)

Hier sollte jede Frau ausprobieren, wie sie den Tee trinkt, also ob sie schon etwa 3 bis 5 Tage vorher damit anfängt oder ab dem ersten Tag ihrer Blutung. Das hängt davon ab, wie stark die Blutung ist. Oft sind verstärkte Blutungen ein Zeichen dafür, dass frau sich in der Vorphase (Perimenopause) der Wechseljahre befindet.

30 g Schafgarbe (A)
20 g Hirtentäschel (R)
10 g Himbeerblätter (A)
15 g Frauenmantel (A)
10 g Brennnessel (K)
10 g Süßholz (K)

Sollte sich die Blutung trotzdem nicht bemerkenswert bessern, dann sollte die Schafgarbe durch Herzgespann ausgetauscht werden.

30 g Herzgespann (R)
20 g Petersilienwurzel (K)
10 g Himbeerblätter (A)

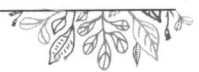

15 g Frauenmantel (A)
10 g Süßholz (K)

Herztee bei häufigem Herzklopfen (Palpitationen) für die Wechselzeit
30 g Herzgespann (R)
25 g Weißdorn (A)
15 g Baldrian (A)
20 g Melisse (K)
10 g Süßholz (K)

Tee bei Myomen, die immer wieder bluten
Das Myom gehört natürlich unter fachärztliche Kontrolle, doch außerdem kann folgende Teemischung getrunken werden:
20 g Mönchspfeffer (K)
30 g Hirtentäschel (R)
20 g Schafgarbe (A)
20 g Frauenmantel (A)
10 g Himbeerblätter (A)
10 g Süßholz (K)

Tee für die Zeit, nachdem die Blutungen aufgehört haben
30 g Engelwurz (R) *(Vorsicht, sich bei der Verwendung von Engelwurz keiner direkten Sonneneinstrahlung aussetzen, da es sonst hässliche Flecken auf der Haut gibt)*
20 g Liebstöckel (A)
20 g Petersilie (A)
20 g Eisenkraut (K)
10 g Süßholz (K)

Schlaftee für die Wechseljahre
35 g Löwenzahnwurzel (K)
20 g Melisse (R)
15 g Baldrian (A)
15 g Hopfen (A)
15 g Lavendel (A)
10 g Süßholz (K)

Übrigens, nach meinen Erfahrungen mit Schlafstörungen (aufwachen gegen 2 Uhr nachts, ohne weiterschlafen zu können) habe ich herausgefunden, dass man auf Alkohol verzichten sollte. Zumindest sollte das letzte Glas Wein oder Bier weit vor 19 Uhr getrunken werden, egal wann man schlafen geht. Das bewirkt Wunder und hat meiner Meinung nach etwas mit der verlangsamten Entgiftungsfunktion der Leber zu tun.

Tee für die Migräneprophylaxe*

Mutterkraut ist eine bekannte Pflanze aus dem Mittelalter. Dort wurde es vor allem in der Geburtsheilkunde eingesetzt, aber auch, wenn der Fötus abgetrieben werden sollte. Man nimmt an, dass Mutterkraut Migräneanfälle lindern oder sogar ganz verhindern kann. Der Hauptinhaltsstoff ist Parthenolid und der ist es auch, der die Ausschüttung von Serotonin hemmt. Serotonin ist ein Hormon, das im zentralen Nervensystem, im Verdauungstrakt und in der Lunge gebildet wird. Es überwindet im ZNS die Blut-Hirn-Schranke und kann dann direkt auf unsere Nerven wirken. Wird es nicht gebildet, dann werden wir müde, depressiv, antriebslos und haben Hunger. Es wirkt auf die Durchblutung der Gefäße, indem es die Gefäße der Nieren und Lunge verengt, aber die Gefäße der Skelettmuskulatur erweitert, indem es an den verschiedenen Rezeptoren im Körper andockt. Ebendiese Rezeptoren können sowohl Glücksgefühle auslösen, lassen aber auch den Schmerz entstehen. Im gesunden Körper besteht ein Gleichgewicht zwischen den Rezeptoren und dem gebildeten Serotonin. Bei der Migräne ist dieses gestört: Es kommt zu einer Erweiterung und Entzündung der Blutgefäße im ZNS. Dadurch werden die Nerven gereizt, Neurotransmitter auszuschütten, die als Folge einen Schmerzreiz auslösen. In Deutschland sind mittlerweile Kapseln und Tabletten auf dem Markt erhältlich, aber auch Tropfen und Tabletten in homöopathischer Aufbereitung. Leider muss frau bei der Einnahmemenge ein wenig experimentieren, da es hier keine Empfehlung gibt, denn bei jeder Frau ist die Migräne unterschiedlich stark.

Fakt bleibt, dass das Mutterkraut vorbeugend genommen werden soll. Natürlich kann Mutterkraut auch als Tee getrunken werden. Entweder baut man die Pflanze, die *Tanacetum parthenium* (aufpassen, es gibt mehrere Sorten!) heißt, selbst an oder man lässt sich das getrock-

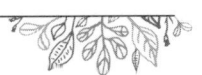

nete Kraut zuschicken. Mutterkraut ist eine gewöhnlich mehrjährige Gartenpflanze mit hellgrünen zarten Blättern und gelben Blüten mit weißen Blütenblättern, die manchen an das Gänseblümchen erinnern. Es riecht angenehm würzig, doch die Blätter sind bitter. Es kostet daher schon etwas Überwindung, den Tee zu trinken, der aber mit ein wenig Honig gesüßt werden kann. Auch Salate oder 2 bis 3 frische Blätter aufs Butterbrot sind Möglichkeiten, wie das Mutterkraut verabreicht werden kann. Dann aber wird es wieder bitter und entsprechend gewöhnungsbedürftig! Mutterkraut sollte als Vorbeugung drei Monate eingenommen werden, damit sich ein Wirkstoffspiegel im Blut aufbauen kann. Anders sieht es aus, sollte es sich bei den Anfällen um hormonell bedingte Migräne handeln, dann sollte Mutterkraut wie folgt eingenommen werden: 1 Teelöffel frisches oder getrocknetes Kraut mit kochendem Wasser übergießen, 10 Minuten ziehen lassen, 3 Tassen täglich über mehrere Wochen zur Vorbeugung trinken, im Akutfall bei den ersten Anzeichen oder bevor gewöhnlich ein Anfall folgt (Wetterwechsel).

* Quelle: Heide Fischer, *Frauenheilpflanzen* (S.165 ff.)

Tee bei Dysmenorrhoe (schmerzhafte Menstruation)

30 g Weidenrinde (R)
20 g Schafgarbe (A)
20 g Beifuß (A)
20 g Frauenmantel (K)
10 g Himbeerblätter (A)

Mit Honig gesüßt trinken, da der Tee durch die Weidenrinde durchaus bitter schmecken kann.

Antidepressionstee (bei leichter depresslver Verstimmung)

10 g Rosmarin (R)
20 g Engelwurz (R)
20 g Melisse (A)
30 g Löwenzahnwurzel (K)
10 g Süßholz (K)

Johanniskraut von CERES als Tropfen (5 bis 10 Tropfen zusätzlich in den Tee geben)

Bei schweren Depressionen sollte zunächst abgeklärt werden, ob diese genetisch bedingt sind. Nimmt man bereits Antidepressiva, dann kann es sein, dass der Körper schon zu viele Andockstationen (Rezeptoren) gebildet hat und nicht mehr in der Lage sein wird, diese mit körpereigenem Serotonin zu besetzen. Leider beißt sich in diesem Fall die Katze in den Schwanz, denn je mehr Medikamente, desto mehr Rezeptoren und die Serotoninbildung hängt immer hinterher. Dann bleibt nur noch der Kaltentzug in einer Klinik mit alternativen Therapien, doch das ist leichter gesagt als getan.

Tee bei Erschöpfung und niedrigem Blutdruck
20 g Rosmarin (A)
10 g Arnikablüten (K)
30 g Weißdorn (R)
20 g Mistel (A)
10 g Süßholz (K)

Wechseljahrestee (bei beginnendem nachgewiesenem Östrogenverlust)
10 g Rotkleeblüten (A)
10 g Hopfen (K)
20 g Salbei (A)
30 g Eisenkraut (A)
20 g Mönchspfeffer (R)
10 g Süßholz (K)

Mönchspfeffer kann von Fall zu Fall nicht vertragen werden, was sich durch Hautjucken oder Hautausschlag zeigt. Dann bitte weglassen und den Anteil von Rotklee und Hopfen erhöhen. Außerdem sind Phytoöstrogene reichlich in Linsen, Erbsen, Bohnen und Leinsamen enthalten – und in Salbeibutter geschwenkte Pasta ist einfach zuzubereiten und köstlich.

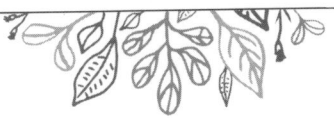

Homöopathie als sanfte Methode zur Linderung von Beschwerden in den Wechseljahren[5]

„Wenn immer nur unmittelbar anwendungsbezogene Forschung betrieben worden wäre, hätten wir heute eine unglaubliche Vielfalt und Raffinesse an Kerzen, aber keine Elektrizität."

– Anton Zeilinger, Quantenphysiker (10. Januar 2014) –

Die Homöopathie ist eine alternative Therapie, die in sanfter, natürlicher und doch nachhaltiger Weise den Körper während der Wechseljahre unterstützt. Der Begriff Homöopathie kommt aus dem Griechischen und bedeutet so viel wie „ähnliches Leiden". Der deutsche Arzt Dr. Samuel Christian Hahnemann (1755 – 1843) legte die

---

5 Homöopathie ist eine umstrittene Heilmethode – vollkommen zu Unrecht. Wer daran interessiert ist, mehr darüber zu erfahren, warum sie wirkt, den verweise ich auf den Anhang am Schluss dieses Buches.

ersten Grundsteine dieser Heilmethode. In der heutigen Zeit fließt in die Klassischen Homöopathie nach S. Hahnemann die Arbeit von Ärzten und Homöopathen wie Jan Scholten, Massimo Mangialavori, Frederik Schroyens, Farokh Master, Mahesh Gandhi, Michal Yakir, Rajan Sankaran, Frans Vermeulen, Roger van Zandvoort und vielen anderen großen Pionieren ein. Sie alle haben dazu beigetragen, dass in den letzten Jahrzehnten viele neue homöopathische Mittel hinzugekommen sind. Damit wird die Homöopathie nicht nur genauer in ihrer Mittelfindung, den *Similia similibus*, sondern mit der Arbeit dieser Pioniere wächst auch weltweit der Einfluss der praktischen Akzeptanz und Anwendung der Homöopathie.

So hat der Arzt Rajan Sankaran, ein indischer Homöopath aus Bombay, eine Methode entwickelt, die auf der Suche nach dem ähnlichsten Mittel neue Wege beschreitet. Die Methode wird „Empfindungsmethode" genannt und geht davon aus, dass jeder Mensch Lebenssituationen auf verschiedenen persönlichen Ebenen wahrnimmt. Beispiele hierzu gibt es viele: Wir haben einen Vorstellungstermin für eine neue Arbeitsstelle und irgendwie kommt ein Unwohlsein in uns auf, je näher der Termin rückt. Das kann sogar so weit führen, dass wir Ängste entwickeln, die vor allem irrationale Versagensängste sind. Diese Ängste wird jeder Mensch anders empfinden: im Magen als Stein, im Kopf als große Leere, als Zittern am ganzen Körper. Die Empfindungen benennt Dr. Sankaran als die „Wahnidee" und zwar nicht, weil wir wahnsinnig sind, sondern weil es unsere ganz persönliche Empfindung ist und nicht die der anderen Mitbewerber. Es geht um unsere Wahrnehmung, ohne diese zu beurteilen. Wird die körperliche Empfindung beschrieben, dann kann die Angst als einschnürend am Hals empfunden werden, so als würde uns jemand die Luft abdrücken, oder als etwas wahrgenommen werden, das unseren ganzen Körper umschlingt. Warum wir so oder so empfinden, ist nicht an das „Was" geknüpft, also an die Ausgangssituation, sondern wichtig ist das „Wie" und durch welche „Brille" wir die Situation bzw. Symptomatik wahrnehmen. Es ist unser ureigenes Energiemuster, mit dem wir unsere Welt wahrnehmen. Dr. Sankaran spricht von einem „anderen Lied" und so kann man es auch verstehen: ein Lied mit seinen krankmachenden Disharmonien. Mit einer speziellen Anamnesetechnik wird der Patient in sein Schwingungsmuster gebracht und es ist durchaus möglich, dass er am Ende der Anamnese selbst sein Mittel benennen

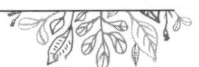

kann. Man könnte es so formulieren, dass die Homöopathie mit dem anderen Lied das Energiemuster eines ähnlichen Wesens oder Stoffes im Universum herausfindet. Das kann ein Mineral oder ein Metall, ein Tier oder eine Pflanze sein. Auf den ersten Blick mag das vielleicht schon fast etwas unheimlich anmuten, doch hat diese Methode mittlerweile einen festen Platz in der homöopathischen Heilkunst gefunden. Es ist eine spannende Methode, denn sobald man „sein" Mittel kennt, wächst das Verständnis, warum man so und nicht anders auf bestimmte Lebenssituationen reagiert. Wird die ähnliche Energie in Form von Globuli zugeführt, dann „löscht" sich das krankmachende Energiemuster nach dem Simile-Prinzip und der Mensch findet seine Lebenskraft wieder.

Die Arbeit mit der Empfindungsmethode und allen anderen Ansätzen fußt auf dem Modell des Ähnlichkeitsprinzips der Klassischen Homöopathie. Die Heilmethode leitet sich daraus ab, dass ein gesunder Mensch wiederholt ein bestimmtes homöopathisches Mittel einnimmt und dabei beobachtet, welche körperlichen, emotionalen und geistigen Symptome bei ihm dadurch entstehen. Genau diese beobachteten Symptome sind nun diejenigen, die bei einem erkrankten Menschen mit ebendiesem Mittel geheilt werden können. Sehr bewährt hat sich diese Methode auch bei der Begleitung von jungen Mädchen und Frauen in Lebensphasen, die hormonelle Veränderungen mit sich bringen: Pubertät, Schwangerschaft, Geburt und schließlich die Wechseljahre. Da jede Frau sehr individuell auf diese Zeit der Hormonumstellung reagiert, schaut sich ein im Sinne Hahnemanns klassisch arbeitender Homöopath genau diese individuellen Beschwerden an. Dabei werden die körperlichen Schmerzen einer Patientin ebenso gesammelt wie ihre emotionalen Veränderungen. Bei der Anamnese werden ihr Fragen gestellt wie: Leidet sie unter Schweißausbrüchen, Hitzewallungen oder Trockenheit im Genitalbereich? Neigt sie zu Stimmungsschwankungen, Reizbarkeit, Melancholie oder Depressionen? Ändern sich ihr Schlaf, ihre Libido, entwickelt sie Gelenkbeschwerden? Nimmt sie an Gewicht zu, verändert sich die Beschaffenheit von Haut und Haar? Der Homöopath sammelt sorgfältig alle Symptome und wertet sie anschließend aus, um das für jede Patientin individuelle homöopathische Mittel herauszufinden.

Nachfolgend werden vier homöopathische Mittel beschrieben, die sich bei der Behandlung klimakterischer Beschwerden bewährt haben.

Die Patientinnen durften erfahren, dass sich mit dem richtig gewählten Mittel nicht nur ihre körperlichen, sondern oft auch ihre emotionalen Probleme lösten. Die folgenden Ausführungen beruhen auf den Praxiserfahrungen der Heilpraktikerin Annette Koch (Klassische Homöopathie) aus Mainz-Gonsenheim. Dazu gehört auch die gekürzte Fallbeschreibung der Patientin Marlies bei Sepia.

Pulsatilla pratensis *(Küchenschelle)*

Die Pulsatilla-Patientin ist liebevoll, sanft, nachgiebig und fröhlich. Sie hat eine positive Ausstrahlung, ist voller Mitgefühl und liebt es, ihren Mann, ihre Kinder, Freunde, Nachbarn und Bekannte um sich zu haben. Sie fühlt sich erfüllt, wenn sie sich fürsorglich um ihre Familie kümmern kann, eigene Bedürfnisse stellt sie in den Hintergrund. Wenn die Kinder irgendwann das Elternhaus verlassen, fehlt ihr der Sinn ihres Lebens. Sie wird sehr unter diesem Verlust leiden. Die Pulsatilla-Frau weint leicht und ist ausgesprochen launisch: Eben noch lacht sie und ist fröhlich, im nächsten Moment ist sie tieftraurig und betrübt. Vor allem wenn sie sich gekränkt oder verletzt fühlt, jammert sie und neigt zu Selbstmitleid. Konflikte meidet sie, sie ist sanft, tolerant und sehr emotional. Entscheidungen zu treffen fällt ihr schwer: Sie schaut sich auf dem Markt zehn identische Äpfel an, bevor sie sich entscheidet. Sie zieht sich fünfmal um, bevor sie weiß, welchen Pullover sie heute tragen möchte. Aus diesem Grund sucht sie sich einen starken Partner, der ihr beisteht, sie beschützt und sie in ihrer Unentschlossenheit unterstützt.

Charakteristisch für eine Pulsatilla-Patientin ist, dass sie fettiges Essen nicht verträgt, sehr wenig trinkt und dass es ihr im Freien allgemein besser geht. Ihr ist oft sehr warm, Hitze verträgt sie nicht und deshalb geht sie auch nicht in die Sauna. Oft hat sie sehr heiße Füße, die sie nachts im Bett aufdecken muss. Körperlich neigt sie gerade während des Klimateriums zu Traurigkeit vor ihren Menses, dann ist sie weinerlich und friert. Ihre Monatsblutung bekommt sie meist zu spät, oft blutet sie nur sehr wenig. Typisch ist der intermittierende Charakter der Menses: Mal ist die Blutung reichlich, dann stockt sie, dann fließt sie wieder mit mehreren Unterbrechungen am Tag. Die Pulsatilla-Frau neigt zu krampfhaften Schmerzen im Unterbauch und im Kreuz, die durch kalte Auflagen gebessert werden. Sie braucht wäh-

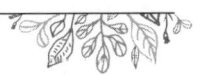

rend der gesamten Zeit frische Luft, öffnet die Fenster, ist anlehnungsbedürftig und weinerlich. Nachts leidet sie unter Nachtschweiß. Dann deckt sie sich auf oder streckt die Füße unter der Bettdecke heraus, um abzukühlen.

Sepia officinalis *(Tintenfisch)*

Die Sepia-Patientin hat ein hohes Bedürfnis nach Unabhängigkeit. Sie versucht, sie selbst zu sein – ungeachtet dessen, was andere von ihr erwarten. Sie fühlt sich gut, wenn sie joggen, reiten oder tanzen geht, sie macht Yoga oder Tai-Chi und lebt ihr Bedürfnis nach Kreativität und Freiheit aus. Sie liebt ihren Ehemann und ihre Kinder, entwickelt jedoch gleichzeitig Abneigung und Gleichgültigkeit ihnen gegenüber, wenn sie im Familienalltag ihre Individualität und ihre Unabhängigkeit aufgeben muss. Dann wird sie unzufrieden, ärgerlich, reizbar durch Kleinigkeiten, verspürt eine große innere Unruhe und Ungeduld. Ihr Wunsch, aus diesem Familienalltag auszubrechen, wächst. Vor ihren Menses ist sie extrem reizbar, genervt oder weinerlich, oft stürzt sie sich dann auch arbeitswütig in den Haushalt und hat in den Tagen vor den Tagen einen regelrechten Putzfimmel. Sehr gut geht es ihr, wenn es donnert und blitzt.

Die Sepia-Patientin neigt dazu, auf dem Bauch zu schlafen. Oft geht sie mit dicken Socken ins Bett, da sie eiskalte Füße hat. Sie bevorzugt saure Speisen und Getränke, wie Essiggurken oder ein Essig/Öl-Dressing. Körperlich neigt sie während des Klimateriums zu Trockenheit von Vulva und Vagina, diese sind schmerzhaft bei Berührung. Häufig leidet sie unter wundmachendem, beißendem Fluor und unter Jucken und Brennen der Genitalien und des Anus bis zur Verzweiflung. Ihre Mensis bekommt sie entweder zu früh und zu schwach oder zu früh und zu stark. Dabei ist sie schwermütig, depressiv und kraftlos. Sie leidet unter Unterleibskrämpfen mit pressendem Schmerz nach unten und empfindet es so, als wollten alle Organe aus dem Unterleib herausfallen, weshalb sie die Beine zum Schutz kreuzen muss. Da sie den sexuellen Akt als schmerzhaft erlebt und anschließend zu Kopfschmerzen oder anderen körperlichen Symptomen neigt, entwickelt sie schließlich eine Abneigung gegen Geschlechtsverkehr. Gerade im Klimaterium neigt die Sepia-Patientin zu Hitzewallungen, leidet unter Schweißausbrüchen und häufig unter Kopfschmerzen.

Fallgeschichte von Marlies (51 Jahre alt)

Marlies kommt wegen klimakterischer Beschwerden in die Praxis. Sie leidet unter sehr trockener Schleimhaut im Vaginalbereich: Sie berichtet von einem Spannungsgefühl, von fehlender Geschmeidigkeit und häufig stechenden Schmerzen in der Vagina. Zudem spüre sie ihren Unterleib auf unangenehme Weise, sie leide unter dem Gefühl, ihr Unterleib dränge nach unten. Manchmal habe sie Sorge, die Gebärmutter rutsche regelrecht aus der Scheide heraus. Seit mehreren Jahren neigt sie zu Blasenentzündungen, dann habe sie das Gefühl „kleiner Steinchen" in der Harnröhre, „als wären da irgendwelche kleinen Teilchen durcheinander". Hitzewallungen habe sie nur selten, vielleicht mal hin und wieder Hitzeflashs, gelegentlich leide sie auch unter Schlafstörungen. Marlies isst gerne Saures wie Essiggurken und mag Grapefruitsaft. Sie hat eine tanztherapeutische Ausbildung gemacht, sie tanzt gerne: „Tanzen tut so gut". sagt sie Sie liebt es, ihren Garten und ihr Haus zu gestalten, außerdem liest sie gerne. Sie schläft auf dem Bauch ein, dreht sich im Schlaf aber auf die Seite. Wegen ihrer kalten Füße trägt sie zum Einschlafen Socken, die sie in der Nacht jedoch auszieht. Sie bekommt das homöopathische Mittel Sepia verschrieben. Nach vier Wochen meldet sie zurück, dass es ihr nicht nur seelisch sehr gut gehe und sie sich ausgeglichen fühle, sondern auch ihre Beschwerden an der Scheide praktisch weg seien.

Calcium carbonicum *(Kalk der Austernschale)*

Die Calcium-carbonicum-Patientin liebt Sicherheit, Vertrautes und Traditionen. Sie ist ein unkomplizierter Mensch, häuslich, bodenständig und bescheiden. Zwar geht sie gerne arbeiten, ihr eigentlicher Lebensmittelpunkt aber ist ihre Familie. Das Wochenende mit ihrem Mann, ihren Kindern und Freunden zu verbringen macht sie zufrieden. Sie steht gerne auf dem Fußballplatz des lokalen Vereins, backt Plätzchen und strickt Stümpfe, um sie auf dem Adventsmarkt der

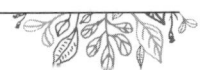

Schule ihrer Kinder zu verkaufen, und engagiert sich im Tierheim. Sie organisiert große Familienfeiern, sortiert die Fotos der Kinder liebevoll in Fotoalben und macht sich Sorgen, wenn die Tochter sich drei Tage nicht bei ihr meldet.

Calcium-carbonicum-Frauen sind gemütliche Menschen. Sie lieben Fernsehabende auf dem Sofa mit ihrer Familie mehr als den abendlichen Besuch eines Turnvereins. Bewegung und Sport fällt ihnen oft schwer, vor allem Treppensteigen strengt sie sehr an. Körperlich neigt die Calcium-carbonicum-Frau zu Übergewicht und Osteoporose, einem starken Calciumabbau in den Knochen. Es kommt häufiger als in jungen Jahren zu Knochenbrüchen. Gerade in der Zeit des Klimakteriums wird die Calcium-carbonicum-Patientin rundliche Formen bekommen, wenn sie nicht schon vorher füllig war. Obwohl sie ständig friert, schwitzt sie bei der geringsten Anstrengung. Im Klimakterium wacht sie nachts mehrmals nassgeschwitzt auf und muss sich umziehen. Häufig leidet sie an Rückenschmerzen und Atemnot bei jeder Anstrengung. Sie hat großen Appetit auf Eier, Eiscreme und Süßigkeiten, dagegen verträgt sie keine Milch und hat oft einen Ekel vor Fleisch. Charakteristisch für die Calcium-carbonicum-Patientin sind ihre Ängste vor Dunkelheit, vor Mäusen, Ratten und Insekten und davor, eine unheilbare Krankheit zu bekommen. Sieht sie im Fernsehen etwas Schreckliches oder Trauriges, wie beispielsweise einen Bericht über Kinderarbeit in Südostasien, wird sie außergewöhnlich stark davon ergriffen. Oft schützt sie sich selbst davor, indem sie den Fernseher ausschaltet.

Lachesis muta *(Gift der Buschmeisterschlange)*

Die Lachesis-Patientin ist eine Frau, die vor Energie und leidenschaftlichem Lebenshunger nur so sprüht. Sie ist sehr sexorientiert und in der körperlichen Liebe sehr leidenschaftlich. Sex ist für sie nicht nur ein großer Genuss, er baut auch ihre inneren Spannungen ab. Hat diese Frau keinen Partner, muss sie ihre Anspannung durch ein hohes Maß an Redseligkeit abbauen: Sie spricht auffallend schnell, immer schneller, bis man oft gar nichts mehr verstehen kann. Häufig vergleicht man sie mit einem Schnellzug, der langsam startet und dann in Hochgeschwindigkeit davonsaust. Die Lachesis-Frau ist die meiste Zeit über auch in Eile und voller Ungeduld. Sie möchte ihr Leben richtig auskosten, sie hungert nach Erfahrungen. Diese Seite führt dazu, dass sie sich zu Alkohol oder Drogen hingezogen fühlt. Hier wird deutlich, dass sie Einengungen jeder Art ablehnt: Weder erträgt sie es, wenn man sie bevormunden möchte, noch verträgt sie enge Kleidung, vor allem nicht am Hals. Sie philosophiert gerne, erkennt Zusammenhänge, die anderen Menschen verborgen bleiben. Eine ihrer Schwächen ist ihre massive Neigung zu Eifersucht, die so stark sein kann, dass sie ihre Beziehungen zerstört.

Die für eine Lachesis-Patientin typische Angst ist die vor Schlangen. Sie fürchtet sie extrem, selbst ein Bild von einer Schlange in der Zeitung macht ihr Angst. Auch befürchtet sie, erstickt zu werden, bekanntlich töten viele Schlangen ihre Opfer dadurch, dass sie sich um ihren Hals wickeln. Deshalb reagiert eine Lachesis-Frau auch aggressiv, wenn man ihr die Hände um den Hals legt oder ihre Atmung beispielsweise durch die Bettdecke vor der Nase behindert wird. Körperlich ist auch der Bauch der Patientin sehr berührungsempfindlich, sie verträgt oft keine Gürtel, manchmal nicht einmal Unterwäsche. Vor der Periode neigt sie zu Reizbarkeit, leidet unter Kopfschmerzen und Schwindel, was mit dem Einsetzen der Mensis nachlässt. Solange sie noch ihre Mensis bekommt, hat sie dunkles, klumpiges, fast schwarzes Blut. Charakteristisch ist, dass die Lachesis-Patientin unter Beschwerden der linken Körperhälfte leidet: Ihr linker Eierstock schmerzt, die linke Seite ihres Unterleibes ist betroffen von Zysten, Verhärtungen oder Entzündungen. Typisch für das Klimakterium sind ihre auffallende Gesichtsröte und ihre Hitzewallungen, häufig verbunden mit heißem Schweiß.

Homöopathie ist keine Psychotherapie und ersetzt sie auch nicht. Umgekehrt ist es genauso. Doch beide Therapien haben das Vermögen, Einsichten zu fördern. Kennt man sein homöopathisches Konstitutionsmittel, zum Beispiel das einer Schlange, ist man um eine tiefgreifende Lebenserfahrung reicher. Auf einmal fällt es einem im wahrsten Sinne des Wortes wie Schuppen von den Augen, weshalb man sich in seinem Leben so verhält, wie man sich verhält, und nicht anders. Die Puzzleteile des Lebens setzen sich vor dem inneren Auge zusammen, man beginnt sich selbst zu verstehen und damit auch innerlich zu heilen, wodurch das Leben eine neue zusätzliche Dimension gewinnen kann.

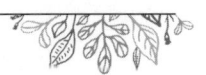

Die hier beschriebenen Mittel sind nur eine klitzekleine Auswahl aus dem bekannten homöopathischen Arzneimittelschatz und sollen Lust darauf machen, mehr darüber und damit auch über sich selbst zu erfahren. Apropos Lust: Das Wort Lust und der oben beschriebene Fall lassen mich an dieser Stelle an etwas anderes Wichtiges denken, nämlich Sex und Wechseljahre. Für die einen wichtig, für die anderen nicht mehr so sehr, bekommt er einen ganz neuen Charakter. Die Zeit des Werbens hat wieder begonnen, denn sonst läuft da nichts mehr vor lauter Schmerzen. Beide Partner müssen sich wieder neu aufeinander einspielen. Das braucht Zeit und eine ordentliche Portion Einfühlungsvermögen. Dann bekommt der Sex eine andere Qualität. Denn wenn manche bisher dachten, Sex ist wie Schnupfen, man hat ihn einfach, dem ist nicht mehr so. Mann muss sich ordentlich ins Zeug legen und wie zu Beginn der Beziehung die Frau umwerben. Ist doch nicht schlecht, oder? Und frau sollte nun endlich ihre Wünsche offen äußern, das ist ihr Part und unter Umständen der schwierigere.

Homöopathie kann nicht nur die Heilung körperlicher Symptome unterstützen, sondern auch helfen, überhaupt wieder Lust zu verspüren.

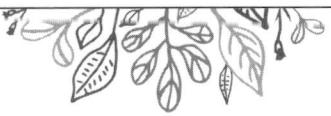

Ein Koffer voller Erinnerungen oder Das Jahr, in dem ich 50 wurde

„Don't give up, you are not the only one …"

– Songtext von Peter Gabriel –

Ich sitze mit einer Freundin in einer Kneipe und wir trinken ein Bier. Es ist unser erstes gemeinsames Bier im neuen Jahr. Wir sehen uns leider selten, es ist meistens schwierig, einen gemeinsamen Termin zu finden. Wir beiden erwachsenen Frauen sind fest im Alltag eingebunden, denn wer kennt das nicht? In der Woche arbeiten bis zum frühen Abend und dann werden die Kinder noch zu ihren Terminen gefahren. Das neuzeitliche Leben ist anders geworden, nicht besser oder schlechter als früher, nur anders. Als Kinder sind wir früher wie die Zigeuner auf der Straße aufgewachsen und es hat höchstens die Nachbarin geschaut, dass im Groben und Ganzen soweit alles in Ordnung war. Heutzutage werden die Kinder zum Sport, Musikunterricht oder zum Reiten gebracht, meistens mit dem Auto. Anstatt den durch den technischen Fortschritt entstandenen Freiraum zu nutzen und für uns zu reservieren – denn nun brauchen wir keine fünf Kilometer mehr mit der schmutzigen Wäsche zum Fluss laufen –, schaffen wir uns andere Abhängigkeiten.

Wer nicht von Anfang an für seine Freiräume sorgt, sobald Kinder da sind, der findet sich sehr schnell im Hamsterrad des Alltags wieder. Und dann ist frau in den Wechseljahren und die Zeit, die noch verbleibt, ist nicht mehr unendlich. Da sterben die ersten Bekannten und manchmal auch Freunde, und alles, was von einem Leben übrig bleibt, passt in einen kleinen Koffer, wenn die Mama oder der Papa in eine Pflegeeinrichtung gebracht wird. Also, was soll das alles? Was möchte die Natur von uns? Warum hat sie uns Menschen erschaffen?

Nehmen wir zunächst einmal an, dass wir nicht wiedergeboren werden – auch wenn der Glaube daran uns schon einigermaßen über das Gröbste hinweghelfen würde, wenn es so weit ist oder wenn wir auf der Couch sitzen und über das Leben nachdenken. Dennoch sollte vielleicht nicht davon ausgegangen werden. Denn sollten die Zweifel im letzten Augenblick hochkommen, kann es durchaus hektisch werden und wir lassen nicht los. Das würde wieder Kampf bedeuten, den niemand möchte, denn wer nicht loslässt, kämpft bis zum Schluss einen unerbittlichen leidvollen Kampf, den er nur verlieren kann. Ein Koffer ist alles, was übrigbleibt, und wir entscheiden, was sein Inhalt sein wird. Wenn Herr Trump von seinem Sterbebett auf seine Reichtümer schaut, dann wird ihm diese Anhäufung sicherlich gefallen. Doch gleichzeitig wird er sich ärgern, dass er sie nicht mitnehmen kann. Damit hatten die alten Ägypter und andere alte Kulturen kein Problem. In gewisser Weise hatten sie uns etwas voraus. Man nahm eben alles mit der größten Selbstverständlichkeit in das Leben danach mit. So konnte es sich ruhig sterben lassen, es ging schließlich hinterher weiter.

Doch wie möchte man älter werden, ohne zu verzweifeln? Nun, man könnte es ähnlich machen wie Iris Apfel, Sue Kreitzman und andere Fashion Victims in der Vintage-Zone. Dabei hilft uns die Digitalisierung mächtig, uns zu vermarkten, und damit bekommt man schon ein paar Jahre rum. Das ist aber nur für Frauen geeignet, die Ahnung von und ein Händchen für Mode haben, sonst wirkt es lächer-

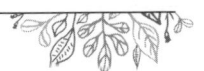

lich. Wichtig ist, dass man genug Witz, Spaß und eine Portion Ironie hat und das sollte wiederum aus dem tiefsten Inneren hervorsprießen. Das ist nicht jeder in die Wiege gelegt, das muss frau wollen, in dieser Art von Selbstdarstellung genüsslich aufzugehen, doch es ist durchaus realisierbar.

Ich persönlich beneide einfache Menschen, die nichts infrage stellen, das Leben nehmen, wie es ist, und wenn es vorbei ist, ohne Groll gehen können. Ich gehöre nicht dazu und manchmal bedauere ich das. Vielleicht ist es so, weil wir zu satt sind, da wir jeden Tag aus einer unglaublichen Fülle schöpfen. Dann kann die 999. Wiederholung schon erschöpfen und müde machen.

Das Festhalten an Besitztümern kann also nicht den Sinn des Lebens ausmachen. Auch der Ruhm, der als Nächstes in Betracht gezogen werden könnte, ist genauso vergänglich wie die Besitztümer. Natürlich kann man sowohl mit der Jagd nach Besitz als auch mit der Jagd nach Ruhm einige Jahre verbringen, doch dann muss man beim Ruhm einen eleganten Abgang hinlegen, den nur sehr, sehr wenige Berühmtheiten hinbekommen – die meisten stürzen ins Bodenlose. Was die Reichtümer betrifft, so muss man ständig daran festhalten und in alle Richtungen schauen, damit einem keiner etwas wegnimmt. Oder man hat zwar für einige Sekunden oder Minuten im Leben ein Hochgefühl, wenn man eine Kollegin aus dem Job gemobbt hat, den man dann selbst übernehmen kann, oder wenn man auf den Schultern seiner Teamkollegen durch das Stadion getragen wird. Und was bleibt davon? Auch nicht mehr als der Koffer. Der aber sollte mit guten bis sehr guten Erinnerungen gefüllt sein. Für seinen Inhalt stellen wir die Weichen in der Jugend, die Ernte erfolgt dann etwa ab dem 50. Lebensjahr. Auf einmal weiß man, es war richtig, nicht alle Ersparnisse in eine Eigentumswohnung oder ein Haus zu stecken, sich dafür sogar zu verschulden, sondern das Geld zu nehmen, um beispielsweise zu reisen oder um interessante Hobbys zu pflegen und Kurse zu besuchen. Reisen bildet noch immer. Dabei denke ich weniger an die organisierten Urlaubsreisen nach dem Motto „all inclusive", denn damit sieht man nicht die wirkliche Welt. Die sieht man eher, wenn man eine Weile in fremden Kulturen mit anderen Menschen zusammenlebt. Danach, so denke ich, sollte man wieder nach Hause zurückkehren oder an einen Ort, der einen an sein Zuhause erinnert, weil dort zum Beispiel die Menschen ähnlich ticken wie daheim, aber wo das Wetter besser ist.

Ich treffe immer wieder Leute, die ein Leben lang darauf sparen, weil sie meinen, dass die Italiener oder die Griechen besonders glücklich sind, wenn die deutschen Rentner ihre Zelte bei ihnen aufschlagen. Natürlich sind sie glücklich, wenn man ihnen damit Arbeit gibt. Aber man muss nicht denken, dass man von ihnen dann auch automatisch in ihrer Mitte aufgenommen wird. Warum auch? Sollten Sie das bezweifeln, dann fragen Sie doch einmal Ihren türkischen Schuster, der schon seit 30 Jahren in Deutschland lebt, wie sehr er in der Mitte der Deutschen aufgenommen wurde. Also vergessen Sie das Haus in Griechenland, in dem Sie Ihren Lebensabend verbringen möchten, und konzentrieren Sie sich auf die Welt, die Sie kennen. Machen Sie bei Projekten mit, die Ihren Vorstellungen vom Leben im Alter entsprechen – und zwar jetzt, warten Sie nicht!

Gehen Sie in Klausur, nehmen Sie sich professionelle Hilfe und setzen Sie die Puzzleteile des Lebens sinnvoll zusammen. Leider ist die menschliche Angst, zu verhungern oder nicht zu einer Gruppe zu gehören, weitaus mächtiger, als man meinen möchte. Dies wirkt unglücklicherweise als Bremsklotz. Lassen Sie sich dadurch nicht verwirren, sehen Sie genauer hin, um den Mechanismus dieser Angst zu durchschauen und ihre Auswirkungen abschätzen zu können.

Angst scheint meiner Meinung nach die Wurzel aller menschlichen Probleme zu sein, die Suche nach der Lösung die Aufgabe der Natur an uns. Wir sind wie die Tiere auf das Überleben ausgerichtet, doch schon bei der Geburt passiert es dann. Wir kommen mit einer oder mehreren Komplikationen zur Welt: der Kaiserschnitt, die PDA, die Saugglocke, die Nabelschnur um den Hals, die zu schnelle, die zu langsame Geburt. Hier wird die Basis unseres weiteren Lebens gelegt. Daraus resultiert, dass wir uns unwillkommen, verlassen, unvollkommen fühlen und/oder unser Leben lang tiefes Misstrauen verspüren. Derartige Gefühle kennen Tiere höchstwahrscheinlich nicht. Wenn dann sofort noch die wichtige Bindung an die Mutter unterbrochen wird, egal aus welchen Gründen, ist das eine wirklich tiefgreifende Erfahrung. Diese Mutterseelenallein-Erfahrung schütteln wir nie wieder ab. Zurück bleiben Angst und Misstrauen, die später durchaus mit Machtgehabe und Aggression kompensiert werden können.

Wir können auch andere Überlebensstrategien in unser Leben aufnehmen, die uns vor der Wiederholung der ersten negativen Erfahrungen bewahren, die eine tiefe Prägung in uns hinterlassen haben.

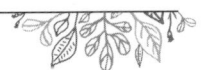

Wir entwickeln Putzfimmel, Helfersyndrome und was weiß ich für von der Gesellschaft akzeptierte Neurosen. Das treiben wir manchmal bis zur Perfektion. Doch es schlummert etwas anderes in uns und das will heraus.

Sind wir Menschen mit unseren Ängsten und Emotionen also ein Ausrutscher der Evolution? Oder eher eine Chance? Die Antwort weiß ich nicht, doch denken zu dürfen, um dann verändern zu dürfen, das ist schon eine großartige Sache. Kein Lebewesen außer dem Menschen kann das. Mehr ist das menschliche Leben wahrscheinlich nicht. Wenn man es mit den Augen der Quantenmechanik sieht, dann kann es sogar sein, dass unser Leben nur einer Einbildung unterliegt. Doch gehen wir zum jetzigen Zeitpunkt davon aus, dass es nichts nicht gibt, dann steht das Ende, der Tod, im Raum und auch die allgegenwärtige Angst davor.

Hier gibt es noch einiges zu tun, damit der Abschied weder leidvoll noch belastend wird. Meine These ist: Wenn man früh genug damit anfängt, sich mit dem Thema Tod und wie man sterben möchte zu beschäftigen, dann reduzieren sich der Schrecken und die Angst davor auf ein geringes Maß. Kleine Anfänge in unserer Gesellschaft sind gemacht, wie zum Beispiel dort, wo Mehrgenerationsgemeinschaften oder -häuser entstehen, wo Alt und Jung zusammenleben. Wenn man geht, dann ist da jemand, der einen mag und einem die Hand hält. Es gibt Ruhe- oder Friedwälder, in denen man sich zu Lebzeiten einen Baum aussuchen kann und so nicht auf einem städtischen Friedhof landet. Dann nährt unsere Asche diesen Baum, damit leben wir sozusagen als Teil dieses Baumes weiter. Bill Hamilton, ein bedeutender Biologe unserer Zeit und ein Verfechter des Weiterlebens der Körperzellen in anderen Lebewesen, verfügte in seinem Testament, dass er nicht von Würmern und Maden zerfressen, sondern aufgebahrt werden wollte in Brasilien – und zwar so, dass Geier und Ratten seinem Körper nichts anhaben könnten, aber der Coprophanaeus Käfer ihn langsam fressen und verdauen würde. Auf diese Weise würde Bill Hamilton dann in den Nachkommen des Käfers weiterleben, um als fliegender Körper in die brasilianische Wildnis getragen zu werden.

Ebenfalls schön ist die Vorstellung, dass man an einem bestimmten Tag mit den Erinnerungen an die Toten ein Fest feiert wie in Mexiko. Die Familien ziehen ihre besten weißen Kleider an, nehmen viele leckere Speisen mit zum Grab und dann wird gefeiert. Es ist dann keine traurige Sache, wenn jemand tot ist, sondern man freut sich, dass man diesen einzigartigen verstorbenen Menschen kennenlernen durfte. Ich habe begonnen, einen Erinnerungskalender zu gestalten. Dafür nehme ich Fotos von mir nahestehenden Verstorbenen (zum Beispiel den Eltern meiner Freundinnen) und klebe sie in den Monat ein, in dem sie gestorben sind. Den Tag kennzeichne ich farblich. Jedes Jahr rufe ich nun diejenige Freundin an, die einen Elternteil oder Freund verloren hat, und wir unterhalten uns ein bisschen über die betreffende Person. Sollte diese Idee Schule machen, dann bekommt der Tod den Charakter von etwas Gewöhnlichem, wovor man keine Angst haben muss, da man sich mindestens einmal im Jahr darüber austauscht. Damit verbunden ist die Botschaft: Das Leben ist ein tagtägliches Füllhorn, aus dem wir schöpfen dürfen, und ein Koffer voller Fotos und Erinnerungen ist mehr wert als alles Gold dieser Welt. Über das Sterben sollte sich jeder frühzeitig Gedanken machen.

Seit meinem 50. Geburtstag ist nun einige Zeit vergangen und seitdem ist viel Schönes, aber auch Trauriges passiert. Ich habe an meinem Geburtstag warmen Schokoladenkuchen in Porto (Portugal) gegessen, auf einem Konzert von Sting und Peter Gabriel alle Lieder mitgesungen, habe die wundervollen Felsformationen im Wadi Rum (Jordanien) gesehen, eine Radtour in Belgrad durch die Strandbars gemacht, bin mit meiner lieben Freundin Carola bei den Festspielen in Bayreuth gewesen, habe einen monströsen Steinadler auf dem Arm gehalten und mit meiner Familie Silvester im Schein der Nordlichter in Tromsö verbracht. Die meisten Dinge sind einfach so passiert, haben sich ergeben, waren spontane Entscheidungen. Ich bin unendlich dankbar dafür. Die Träume, die ich habe, sie erfüllen sich einfach so, kommen zu mir ohne viel Dazutun. Mein Koffer wird immer dicker und schwerer mit Geschichten und Erinnerungen.

Wenn wir uns an die Zeit als Kinder, als Jugendliche, als junge Erwachsene erinnern, glaube ich, dass das Konstrukt des Lebens bei den meisten ziemlich gleich gewesen ist. Als Kind habe ich von großen und kleinen Abenteuern geträumt, von Feen und Elfen. Da reichten ein Buch oder ein Film aus, um meine Fantasie anzufeuern. Meine Mutter konnte ein Lied davon singen und lacht jetzt darüber, weil sie sieht, dass ich dasselbe mit meinem Sohn erfahre. Als junge Erwachsene machen wir uns auf den Weg, die Welt zu erobern, und wenn wir

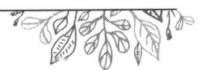

Glück haben, arbeiten oder reisen wir in andere Länder, denn das ist immer gut, um Demut vor dem Leben anderer und unserem eigenen Leben zu empfinden. Darauf sollten wir uns besinnen, wenn uns irgendwann, früher oder später, der Holzhammer trifft: der Alltag mit all seinen Verantwortungen, Hypotheken und Pflichten im Job. Zunächst bleiben wir davon betäubt, die Welt scheint noch immer kunterbunt zu sein. Doch eines Tages wachen wir auf und sehen, dass sie nichts mehr mit dem verzauberten Ort zu tun hat, dessen Geist noch immer in unserem Kopf herumspukt. Die Welt scheint grauer stumpfsinniger Alltag geworden zu sein. Doch nicht die Buntheit der Welt hat sich verändert, sondern wir. Wir sind grau geworden. Da sitzen wir nun mit all unseren materialisierten Wünschen und fragen uns, wo unsere Träume aus Kindheitstagen geblieben sind. Da haben wir doch wirklich vergessen, was Freiheit ist, haben bestenfalls noch eine vage Ahnung davon. Doch diese unendliche Macht der Freiheit erfüllt uns nun mit Angst und Schrecken. Wir wollen frei sein, alles tun können, doch zugleich haben wir Angst davor. Was werden meine Mitmenschen denken, was wird mit dem Haus und mit meiner Rente?

Dann kommt der 50. Geburtstag. Wenn man noch nicht in den unendlichen Wirrungen und Verstrickungen des Lebens so gefangen ist, dass man keine Luft mehr bekommt und zu atmen vergisst, dann sollte man am Vorabend seines 50. Geburtstags daran denken, dass auf dieser Erde am nächsten Tag auch andere Geburtstagskinder ein halbes Jahrhundert feiern. Vielleicht wirkt das 50. Lebensjahr dann wie ein geistiges Aphrodisiakum. Erinnert euch an eure Träume und geht in die Welt hinaus. Und wenn die Welt nicht so ist, wie man sie wollte, oder die Angst zu groß ist, dann werden die Kunst, die Musik und die Bücher einem dabei helfen, seinen persönlichen Weg zu finden. Es ist niemals zu spät, alles ist stets möglich.

Glück ist kein Geburtsrecht. Ich habe mich schon immer gewundert, was es mit den vielen Ratgebern über die Suche nach dem Glück auf sich hat. Vielleicht liegt es daran, dass ich im Osten Deutschlands aufgewachsen bin. Es war eben da oder nicht. Zufriedenheit war unser Glück und das gab es in sozialistischer Dosierung und nie in einer Überdosierung. Über Glück haben wir uns keine Gedanken gemacht, wir waren zu sehr mit den einfachsten Dingen des Lebens und Überlebens beschäftigt. Das westliche Streben nach Glück scheint einer Krankheit zu ähneln und kann vielleicht nur mit wohldosierten Mengen an Wissen, Poesie, Kunst und Ästhetik behandelt werden. Man sollte zuallererst den Fernseher auf dem Müll entsorgen, um das Gefühl zu umgehen, dass man sich selbst ständig durch all die Werbung und deren Versprechungen in einer Position des Mangels befindet. Danach lösche man die Hälfte der Apps auf seinem Smartphone inklusive WhatsApp und Facebook, denn wahre Freunde sind diejenigen, die trotzdem mit einem in Kontakt bleiben. Noch besser ist, das Smartphone komplett zu verbannen, denn es ist nicht nur zu unserem größten Zeiträuber geworden, sondern wir lassen uns freiwillig unser wertvollstes Gut nehmen – unsere persönliche Freiheit.

Schaffen wir das, dann passieren ganz wundervolle Dinge: Das künstlich erschaffene Kommunikationsloch schließt sich langsam und ebenfalls sehr langsam beginnt man wieder seine Umgebung und seine Mitmenschen wahrzunehmen. Und plötzlich ist da Zeit, unglaublich viel Zeit! Die sollte man nicht sofort mit hektischer Betriebsamkeit schließen, sondern wohlüberlegt. Wer nicht lesen mag (ein Allheilmittel) oder alternativ Hörbücher hört, könnte ins Konzert gehen, liebe Menschen zum Essen einladen oder Freunde besuchen. Setzen Sie sich auf Ihr Sofa oder in die Sonne und überlegen Sie sich Aktivitäten, von denen Sie schon fast vergessen hatten, dass es sie gibt, und die Sie endlich einmal wieder gern tun würden: zum Beispiel Orgel spielen lernen, Fallschirm springen, Helikopter fliegen, Russisch lernen. Lassen Sie sich von niemandem beirren, alles ist möglich. Dann machen Sie ein Nickerchen – denn Überlegen macht müde – und wenn Sie aufwachen, dann schreiben Sie genau die Dinge auf, die noch in Ihrem Kopf sind und die Sie als wichtig einstufen. Wiederholen Sie diesen Ablauf noch ein paarmal in den nächsten Wochen oder sogar Monaten. Mit der Zeit wird sich ein Gleichgewicht einstellen zwischen Ihrem alten neuen Leben und Ihrem neuen alten Leben. Es wird Sie so viel zufriedener machen. Bleiben Sie neugierig, gepaart mit Freundlichkeit, Güte und Liebe in allen noch so schwierigen Lebenssituationen. Bleiben Sie beharrlich, stolz und ungehorsam und verlieren Sie nie die Selbstachtung und den Respekt vor anderem Leben.

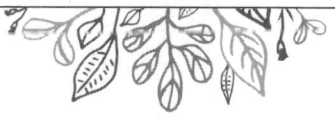

Wechselnde Geschichten von Frauen für Frauen

Die Wechseljahre werden von Frauen natürlich unterschiedlich wahrgenommen. Dennoch scheinen einige Dinge gleich zu laufen. Die nachfolgenden Geschichten sind von vier sehr unterschiedlichen Frauen aufgeschrieben worden und wurden mir freundlicherweise zur Verfügung gestellt. Vielen Dank dafür!

Wechseljahre?

Alle Leute sagen, mit 40 fangen die Wechseljahre an. So ein Quatsch!

Als ich mit 42 Jahren am 1. Weihnachtstag beschloss, endlich schwanger zu werden, wurde ich mit 42 Jahren am 1. Weihnachtstag schwanger. Der Ordnung halber sollte ich vielleicht sagen, dass ich meinen Mann 13 Jahre lang bearbeitet habe, meinem Kinderwunsch nachzukommen; an diesem besagten Weihnachtstag nach einem Heiligabend voller Geschenke kapitulierte er endlich und wünschte sich eine kleine Gunhild. Das erste Mal in meinem Leben unverhüteter

Sex! Das war was sehr Besonderes. Mal gucken, ob der Effekt bleibt, wenn ich erst mal durch die Wechseljahre durch bin und immer unverhüteten Sex haben kann. Es wäre ziemlich gemein, wenn die Libido sich bis dahin verabschieden würde.

Vor gut einem Jahr fing alles an, ich musste das ungefähr erste Mal in meinem Leben auf meine Tage warten. Und das mit 49! Mein Kind war gerade erst dem Sandkasten entwachsen, während ich schon auf meine Menstruation warten musste. Ich dachte, mir passiert so was mit Mitte 60, aber doch nicht in der Blütezeit meines Lebens. So wartete ich vier Wochen lang auf meine Blutungen und steckte in einem permanenten prämenstruellen Syndrom. Das erste Mal in meinem Leben wollte ich nicht mein Mann sein. Man sollte an dieser Stelle wissen, dass ich oft gerne mein Mann wäre, dann wäre ich nämlich mit mir, der bis dato jung gebliebenen, mütterlichen, lustigen und liebevollen Frau, verheiratet. Aber in diesem Fall war ich unerträglich heulsusig, weltschmerzig, vereinsamt und wollte noch nicht mal mit mir etwas zu tun haben.

Doch es kam noch schlimmer: Nicht nur, dass die Hormone verrückt spielten, sondern ich alterte binnen Sekunden um Jahre. Mein Bauch war ja in den letzten sieben Jahren schon um einiges gewachsen, sodass ich hier und da gefragt wurde, in welchem Monat ich denn sei. Eigentlich fand ich das entschuldigende Entsetzen im Gesicht meines Gegenübers immer etwas belustigend, wenn ich erklärte, dass es sich in meinem Bauch lediglich um Meeresfrüchte in Aioli handle und nicht um ein kleines Früchtchen im Fruchtwasser.

Heute, nach mehr als einem Jahr Wechseljahre, fragt keiner mehr nach meinem Schwangerschaftsmonat, weil das mit der Tiefe meiner Falten und meinem spontan ergrauten Haar nicht mehr kompatibel wäre. Schade, ein bisschen zumindest. Seit einigen Monden warte ich nur noch eine Woche auf meine Blutungen oder gar nicht, weil sie mich zu früh überfallen, aber ich möchte trotzdem wieder gerne mein Mann sein. Ihr wisst schon, wegen seiner tollen, etwas zerfurchten Frau.

Ich habe auch keinen Stress mehr mit all dem Wechseljahrgedöns dank meiner Kinesiologie. Durch selbige konnte ich mich vor der Angst vorm Altern und vor dem Verlust der Weiblichkeit entstressen und mich in eine Gelassenheit des Alters überführen, die mit 48 unerreichbar schien. Es ist auch unglaublich, dass meine 49 Jahre alte

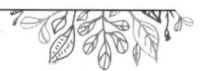

Akne nach 490 Tuben Skinoren-Creme endlich verschwunden ist. Einfach so.

Letzte Woche war ich mit meiner großen Schwester shoppen. Fremdschämen kenne ich eigentlich nicht, aber wenn sich eine Schwester grundlos und vor aller Augen an der Kasse stehend in ihre Bestandteile aufzulösen scheint, hat man schon den Gedanken, vor dem Hahnenschrei die Verwandtschaft zu verleugnen. Ihre frisch dezent rot gefärbten Haare fielen in wenigen Sekunden in sich zusammen und ließen einen warmen roten Sud abtropfen, der sukzessive das schicke weiße Blüschen batikte. Das Entsetzen im ebenfalls etwas zerfurchten Gesicht meiner Schwester ließ mich sofort wieder kinesiologisch tätig werden, denn zerfurcht und entsetzt wollte ich niemals aussehen.

Entgiftete sich einst unser Körper so schön über das Menstruationsblut, versucht er es in unserem Alter über den Schweiß (deshalb schwitzen Männer mehr als Frauen). Ich habe meinen Körper dazu bewegen können, fortan über den Darm zu entgiften. Das funktioniert prächtig und mich bringt nichts mehr in Hitzewallung.

Eigentlich finde ich ja meine neue gelassene und aknefreie Lebensweise gar nicht so schlecht – und da meine Augen auch nicht mehr so gut funktionieren, fällt das mit den Falten gar nicht so doll auf.

Eine spannende Zeit der Weiterentwicklung und Veränderung.

Gunhild, März 2016

Wechseljahre – die Immerwährenden

Wechseljahre. Was geht einer Frau durch den Kopf, wenn sie dieses Wort hört? Denen, die sie noch nicht erfahren haben: eine vage Vorstellung über Schwitzattacken und Anfälle von Depressionen oder extrem schlechter Laune. Denen, die sie gerade erleben: die Konfrontation mit den fast unumgänglichen Wallungen, die genau dann kommen, wenn man sie gar nicht gebrauchen kann, und gewisse Veränderungen in der Wahrnehmung.

Wie habe ich das erlebt? Eigentlich bis auf die Wallungen durch und durch positiv. Ich gestehe, dass ich mich gelegentlich ordentlich geärgert habe, wenn ich ahnungslos und überrascht im besten Outfit in einer munteren Gesellschaft stehe, plötzlich einen puterroten Kopf bekomme, dazu das Gefühl, als strömten mir Dampfwölkchen aus den Ohren und als erlitt ich zeitgleich eine unmittelbare und ausführliche Ganzkörperdurchfeuchtung. Das war manchmal unpassend und lästig, konnte aber auch ganz lustig sein. Wenn alles um mich herum vor Kälte mit den Zähnen klapperte und ich wie ein dampfender Heizofen in der Mitte stand, war das Bedürfnis der Frierenden und umgekehrt mein Bedürfnis nach Abkühlung durchaus über Körperkontakt zu erfüllen. Da ich über eine gemütliche Körperfülle verfüge, bin ich ohnehin nicht kälteanfällig und immer gern bereit, die kalten Händchen der armen Frostbeulen zwischen meine immer heißen Pfoten zu packen und sie damit zu wärmen. Der Kampf gegen die Schwerkraft ist dann wohl auch meist verloren, ich jedenfalls kenne manche meiner Körperteile noch irgendwie kecker. Weiterhin teilte mein Körper mir durch das Ausbleiben der Menstruation mit, dass ich mir über zukünftige Familienplanung keine Gedanken mehr zu machen brauchte. Damit einher ging das Verschwinden der begleitenden allmonatlichen starken Migräne, und das ist ein wirklicher Segen für mich. Ich konnte vorher dann selten ohne ein starkes Schmerzmittel sein. Das ist nun zum Glück vorbei. Auch scheint mir, dass ich insgesamt sehr viel gelassener geworden bin. Natürlich gibt es noch immer Dinge, die mich vermutlich durch die Decke schicken, bis ich satte einhundertzwanzig Lenze bin, aber ich mache das dann meist mit mir selbst aus, denn Herumgezeter nützt ja in den seltensten Fällen. Das ist eine der vielen Erfahrungen, die man im Laufe des Lebens macht. Abwarten und später ruhig ansprechen ist besser. Das lernt man auch als Widder mit einem Löwe-Aszendenten, obwohl es denen vermutlich schwerer fällt als anderen Sternenkindern.

Aber nun zu dem Wort: Wechseljahre! Schauen wir uns einmal um, was sehen wir denn dann überall? Als ich darüber nachdachte, da kam mir die Erkenntnis, dass wir eigentlich unser ganzes Leben in einem Prozess der Wandlung verbringen. Welches Lebensjahr geht ohne eine Wandlung, einen Wechsel einher? Unsere ersten Monate, meist neun, in Mamas Bauch sind so unbeschreiblich rasant, jeder neue Tag ist eine Wandlung ohnegleichen, man kann fast zuschauen, wie sich unsere Zellen teilen, teilen, teilen, vermehren, bauen, schöpferisch wachsen, bilden, formen, schaffen werden! Ein wirkliches Wunder! Natürlich tun sie das später fast im gleichen Maße, andauernd erneuern wir uns, durch und durch. Bis zu unserem Tode. Und die ersten Lebensjahre

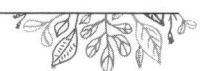

wieder eine Zeit der Wandlung: das Sehen, Hören, Verstehen, das Laufen, Rennen, Sprechen, über die Sprache zur ausführlichen Kommunikation fähig werden. Auch hier: Fast ist die Betrachtung eines ganzen Jahres zu lang, um all die schnellen Fortschritte zu beschreiben. Dann Kindergarten, Schule, viele neue Kontakte, Wechsel, Wechsel, Wechsel! Mama und Papa erklären uns immer wieder, wie ein gutes Zusammenleben zustande kommt, das heißt Erziehung. Irgendwann kommt die Pubertät, und da sind wir zum ersten Mal in einer Entsprechung, die dem herkömmlichen Begriff der Wechseljahre nahekommt: Jetzt werden wir zur Frau oder zum Mann. Die Hormone, die kleinen Kraftpakete mit einer unglaublichen Macht, formen unser Inneres und Äußeres zu einem Erwachsenen. Das kann ungeheuer anstrengend sein! Viele Pubertierende werden vorübergehend zu Zeitbomben, da sie sich abgrenzen und nichts mehr sagen lassen wollen und der Hormoncocktail sie sehr unruhig und widerspenstig machen kann. Das kann für alle in der Familie eine sehr wechselhafte Zeit sein, die viel Kraft kostet. Man darf dann nur auf verständnisvolle Eltern mit Nerven wie Drahtseile und einem guten Gedächtnis hoffen, die sich an die eigene Jugendzeit mit all den typischen Problemen erinnern können. Dann kommt die Liebe ins Spiel: Das muss ausprobiert werden, nicht jeder trifft beim ersten Mal direkt seine beste Liebe. Vielleicht muss man sich auch zu einer Trennung entscheiden, da kann es schon mal ordentlichen Liebeskummer geben, und der ist manchmal nahezu vernichtend! Wer das mal erlebt hat, wird das nie wieder vergessen. Dann kommt irgendwann eine feste Partnerschaft, das Zusammenziehen, da muss man sich auch aufeinander einstellen, wieder ein Wechsel! Die Natur implantiert meist einen Kinderwunsch und dann: Na, wenn das keine Wechseljahre sind! Plötzlich wechselt man die Seiten und versteht seine Eltern augenblicklich sooooo gut! Dann mag man so manches Mal innerlich Abbitte leisten.

Dann der Beruf: Ausbildung, danach Ausübung, vielleicht entscheidet man sich auch noch einmal für einen vollständigen Wechsel in ein ganz anderes Metier, vielleicht sogar mehrfach, wie es heute viel öfter der Fall ist als früher. Wieder Wechsel! Das kann wunderbar sein oder auch schwer, je nachdem, wie beweglich man gestrickt ist. Wenn die Ehe hält, herzlichen Glückwunsch! Das ist heute auch nicht mehr selbstverständlich, schnell wird aufgegeben, nicht mehr verzichtet zugunsten des Partners. Scheidung: meist eine Horrorstory mit viel

Herzblut auf zumindest einer Seite. Auch das führt wieder in Wechseljahre, alles ändert sich. Wenn Enkelchen kommen: eine große Freude, die kleinen Gesichtchen mit den fragenden Äugelein, das große, ungetrübte Vertrauen, nicht erziehen zu müssen, das machen ja die Eltern, jetzt kann man nur verwöhnen – herrlich. Die vielen kleinen neuen Schritte noch einmal erleben, ohne die große Anstrengung, mit mehr Weisheit und Erfahrung beistehen, den Eltern wie den Kleinsten. Wieder eine Wandlung, ein Wechsel, wieder ein Geschenk.

Wir werden älter, weiser, vielleicht gelassener, Kleinigkeiten bewegen uns nicht mehr so sehr. Wir entscheiden nun selbst, mehr als früher, was uns bewegen darf. Die kleinen Wehwehchen werden langsam größer, wir sind körperlich weniger beweglich und weniger belastbar, dafür sind wir innerlich meist stärker geworden. Das ist sehr schön. Ich möchte diese Stärke überhaupt nicht mehr missen, das ist für mich der größte Gewinn, den mir viele Wechsel, die ich erleben durfte, geschenkt haben. Und eines habe ich in all der Zeit auch lernen dürfen: Es gibt kaum etwas Schlimmes, das nicht mit der Zeit an Bedeutung verliert. Das bedeutet für mich: Wenn ich in einer Angst oder Not bin, dann erinnere ich mich ganz bewusst an den Umstand, dass ich schon viel Schlimmeres erlebt habe, etwas, das im akuten Moment unbezwingbar schien, aber dann nach einer Weile nur noch als Erinnerung oder als Lehrstück in mir besteht, ohne größere Schäden verursacht zu haben. Die Schmerzen formen uns zu dem, was wir sind, so wie die Freuden es auch tun.

Bewusst wird mir auch, dass uns allen ein großer Wandel bevorsteht, früher oder später: der Wechsel von der Erde ins Unbekannte, unser Tod. Er begegnet uns jetzt öfter, unsere Eltern sterben, auch schon einmal Freunde, früh dann, aber auch das geschieht schon. Das ist ein großer Wechsel, auch für die Zurückbleibenden, das muss man ebenfalls aushalten, aber das Bewusstsein, dass dies unser aller Bestimmung ist, das ist sehr tröstlich. Es ist für mich wie eine neue Geburt in eine andere Ebene, ich fühle es, als wäre es wie ein „Nach-Hause-Gehen". Wir werden es alle einst erleben. Ein Leben ist, so betrachtet, eine Zusammensetzung aus lauter Wechseljahren, die uns das Leben mit jedem einzelnen neuen Erlebnis schenkt. Nicht alle Geschenke sind willkommen, aber wir sollen sie annehmen.

Wenn wir Glück haben, dann haben wir Menschen getroffen, die wir aus vollem Herzen lieben oder einst liebten, das ist das Allerschönste

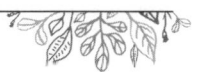

auf der Welt. Wenn uns das begegnet, Liebe und Gegenliebe, dann entstehen daraus die schönsten Wechsel, Wandlungen, Geschehnisse. Darauf sollten wir schauen und dieses in unseren Herzen bewahren. *Regina M., Februar 2017*

Es ist nie zu spät

Ich habe gar nicht so viel zu berichten, bei mir lief und läuft die Zeit der Wechseljahre ziemlich glimpflich ab. Ich habe nur nachts ab und an Hitzeattacken und schwitze so sehr, dass ich mich mehrmals umziehen muss. Ich muss dauernd nachts raus, um Pippi zu machen, das hat wirklich erst seit den Wechseljahren angefangen. Auch Stimmungsschwankungen habe ich ab und zu, sie halten sich im Rahmen, auch wenn es schon Tage gab, da war ich so schlecht drauf, dass es mir schon Angst gemacht hat. Vielleicht hat es mit dem steigenden Druck bei der Arbeit zu tun. Wir arbeiten zehn Stunden durch ohne Pause und so war ich immer komplett erledigt. Seit meiner Teilzeit hat sich die Situation für mich entspannt, doch die jungen Kolleginnen beneide ich nicht. Meiner Meinung nach muss man in unserer heutigen Zeit viel Druck an seinem Arbeitsplatz aushalten können und wird dann auch noch schlecht bezahlt. Doch vielleicht bin ich nur alt geworden, denn mir fällt es immer schwerer, den gestiegenen Leistungsansprüchen standzuhalten.

Wie auch immer, mit der Teilzeit habe ich natürlich auch weniger Geld in der Tasche. Doch das ist mir egal, ich brauche wenig zum Leben und meine Gesundheit ist mir wichtiger. Hauptsache, meinen Tieren geht es gut und den Tieren, die ich im Rahmen des Tierschutzes betreue. Meine Tiere, fünf Katzen und zwei Hunde, bedeuten mir alles. Ich kann nicht verstehen, dass Menschen Tiere misshandeln, sie sind doch Lebewesen, die man achten sollte. Die Wichtigkeit der Dinge hat sich eben verschoben. Ich denke darüber nach, meinen Beruf, den ich so geliebt habe, aufzugeben und in einer Tierklinik eine Ausbildung anzufangen. Es ist ein Traum, ich möchte mehr für Tiere tun, auch wenn es bedeutet, noch einmal ganz von vorn anzufangen. Ich bin mir sicher, dass ich das schaffe.*

Es ist eben nie zu spät, etwas in seinem Leben zu ändern. Wichtig ist, dass man mit dem Herzen dabei ist, denn wenn man in seinem Leben für seine Passion gelebt hat, kann man diese Welt mit einem lachenden und einem weinenden Auge verlassen. Sonst wären es vielleicht zwei weinende Augen. Doch das wirklich Positive am Älterwerden ist für mich die Gelassenheit. Ich rege mich viel weniger auf über Dinge, die ich nicht ändern kann. Und ich bin auch nicht mehr diesem Schönheitswahnsinn ausgesetzt. Man wird eben ruhiger und kann vieles nüchterner betrachten. Ich freue mich umso mehr an den einfachen Dingen um mich herum, dem Frühling, der Landschaft hier im Westerwald, und kann das mehr genießen. Das Leben war nicht immer gut zu mir, doch es scheint so, als ob meine Anstrengungen jetzt belohnt werden. Es kann aber auch sein, dass ich die wichtigen Dinge, auf die mich das Leben hinweisen wollte, jetzt wahrnehmen kann.

Carola, April 2017

* Ab Anfang 2019 wird Carola in die Selbstständigkeit gehen und sich mit einer Katzenpension einen Lebenstraum erfüllen. Die Umbauarbeiten in ihrem Haus laufen momentan noch.

Was vom Leben übrig bleibt

Ich habe 37 Jahre in dem gleichen Unternehmen gearbeitet, jeweils in verschiedenen Positionen. Angefangen habe ich zunächst im technischen Bereich als Mechanikerin, dann diverse Fortbildungen unter anderem zur technisch-kaufmännischen Fachkraft in der Abendschule gemacht. Damals hatte ich noch die Unterstützung von meinem Ehemann, denn unser Sohn war noch klein und mein Mann war zu Hause. Nach der Geburt und einem zehnmonatigen Erziehungsurlaub bin ich wieder in den Job zurückgekehrt, weil es Betriebsratswahlen gab und ich kandidieren wollte. Nachdem ich nur 15 Jahre den A. aufgerissen hatte für die Kollegen, wurde ich nicht mehr gewählt und meine Ideale und das ganze Kartenhaus sind eingestürzt.

Nach schwierigen seelischen und körperlichen Situationen und einer langen Reha bin ich wieder zurück in die Firma und der Kampf um den Wiedereinstieg fing an. Nach etlichen Versuchen, mich loszuwerden, sind diese endlich gescheitert und dank des Wohlwollens eines Chefs, der mich und meine frühere Arbeit geschätzt hat, konnte ich im Kundendienst Support wieder anfangen. Ich habe mich derart angestrengt, weil ich es nicht zulassen wollte zu scheitern, worauf

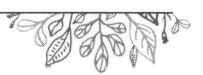

damals wohl gelauert wurde, sodass ich mir im wahrsten Sinne des Wortes die Zähne durchgebissen habe: Mein Kiefer war kaputt und einige Zähne auch.

Als bei mir Mitte vierzig die Wechseljahre anfingen, bemerkte ich zunächst nicht, was mit mir los war: Stimmungsschwankungen, Blutdruck außer Rand und Band. Ich wollte und konnte kaum glauben, dass ich schon die ersten Anzeichen der Wechseljahre hatte. Doch es ging rasant weiter mit heftigen Blutungen, sodass ich dachte, jetzt blutest du aus wie ein Schwein. Was für ein grässlicher Gedanke: ausbluten wie ein Schwein, das abgeschlachtet wird. Meine Ärztin schaute mich ganz mitleidig an, und als sie nicht mehr weiterwusste, musste die Hormonbehandlung herhalten. Diese Zeit der Wechseljahre fiel mit einer beruflichen Umstellung zusammen und ich musste bestimmte Arbeiten im Büro neu erlernen. Stand mein fieser Kollege neben mir, um mir etwas zu erklären, hat er immer gelacht, wenn ich Hitzewallungen bekam. Wie oft habe ich das Fenster aufreißen müssen, weil mir so heiß war. Bis sich eines Tages herausstellte, dass dieser Kollege absichtlich die Heizung hochdrehte, um mich schmoren zu sehen. Wie gemein, doch ich wusste mich nicht zu wehren. Diese Phase war irre schwierig für mich, da ich mit 49 Jahren alles neu lernen musste. Ich stand ständig unter dem Druck, etwas beweisen zu müssen. Nein, es war nicht nur Beweisen, es war genauso die Sicherung meiner Existenz. Dann das ständige Mobbing seitens der Kollegen und Kolleginnen. Ich war inzwischen alleinerziehend und finanziell sorgend für Jan Paul.

Ich arbeite bei einem Zulieferer für Flugzeugteile und mein Chef hatte sogar in einer Beurteilung in dieser Zeit geschrieben, dass meine Leistungen starken Stimmungsschwankungen unterliegen und mir dann Bonuspunkte abgezogen. Ich habe mich heftig darüber aufgeregt, was wiederum meinem Blutdruck nicht sehr gut bekam. Dennoch, dieses eine Mal habe ich mich gewehrt und Widerspruch gegen die Beurteilung eingelegt. So musste mein Chef auf Anweisung der Personalleitung diese Passage zurücknehmen. Der tägliche Gang zur Arbeit wurde die Hölle und dann noch dazu weiter Schwitzen, Unruhe, Stress. Die ganze Umstellung auf die Wechseljahre tat mir überhaupt nicht gut.

Aus diesem ganzen Mix der jahrelangen Überforderung haben sich dann immer mehr Panikattacken entwickelt und zeitgleich mit den Wechseljahresbeschwerden hat sich das Ganze negativ auf den

Körper, vornehmlich den Blutdruck, ausgewirkt und mir einige Krankenhausaufenthalte beschert, auf die ich liebend gerne verzichtet hätte. Im Krankenhaus werden die Patienten erst einmal mit Medikamenten zugedonnert, und wenn es einem beschissen geht, schluckt man es halt und es hilft ja auch.

Bis zu dem endgültigen Zusammenbruch Ende 2015 habe ich mich so mit Tabletten und teilweise viel zu viel Alkohol durchgeschlagen. Dann ging nichts mehr, ich konnte nicht mehr allein zu Hause sein. Ich hatte fürchterliche Panikattacken und bin in der Gegend herumgerast, wusste nicht vor und zurück, habe bei der Arbeit nur Fehler gemacht und Mist gebaut.

Eine Bekannte hatte mir nach schrecklichen Szenen den entscheidenden Tipp gegeben, mich an die Psychosomatische Tagesklinik in Bad Homburg zu wenden. Wie ferngesteuert und fast schlafwandelnd bin ich dorthin gefahren und hatte so ein Riesenglück, dass ich dort aufgenommen werden konnte. Dort war ich dann drei Monate und es ging mir so langsam immer besser. Natürlich wurde ich auf ein Medikament eingestellt, was mir am Anfang ziemlich schwergefallen ist, doch letztlich sehr geholfen hat.

In dieser Phase hatte ich den festen Entschluss gefasst, komme was da wolle, ich werde keinen Fuß mehr in dieses Büro setzen. Doch in der Tagesklinik motivierte man mich dazu, dass wir in Abstimmung mit meinem Arbeitgeber eine Wiedereingliederung versuchen wollten. Anfang Februar 2016 habe ich stundenweise wieder angefangen und war anfangs so glücklich, dass ich es so halbwegs schaffte. Ich hatte nicht mit dem Boykott meines Chefs und den Kollegen gerechnet. Die Sache ging schief ohne mein Verschulden. Seitdem bin ich „out of office" krankgeschrieben, nehme ganz brav die Medikamente und habe mich wieder auf die Beine gestellt.

Zurzeit nehme ich noch ein Medikament, das aber nur indirekt mit den Hormonen zu tun hat. Ich glaube, es macht mich manchmal depressiv und müde. Dann sage ich mir, du darfst ruhig einen Gang zurückschalten, denn du hast schon einiges zustande gebracht in deinem Leben. Die Angstzustände, die ich mit Beginn der Wechseljahre immer wieder hatte, haben sich auch gelegt. Im Mai bin ich 60 Jahre alt geworden und ich schaue nach vorn in die Zukunft.

Jan Paul, mein Sohn, ist gut gelungen. Ich habe ihn allein großgezogen und ich habe ihn ganz gut hinbekommen. Auf ihn bin ich

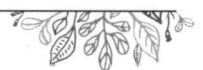

sehr stolz. Gerade ist er wieder im Ausland und arbeitet für ein Jahr in Ecuador in einem sozialen Projekt.

Ich fühle mich manchmal allein, auch wenn ich einige liebe Freundinnen habe. Aber ich habe ein Hobby, die Fotografie. Ich hatte vor Kurzem eine schöne Ausstellung, auf die ich stolz bin, denn ich bekomme sehr viele positive Rückmeldungen.

Was ich mir für die Zukunft wünsche? Ich muss kurz überlegen. Ich würde gern lernen, ein Musikinstrument zu spielen, und meine Fotokunst verbreiten. Toll wären eine neue Liebe oder ein Partner, eine Opernaufführung in der Arena di Verona.

Brigitte, Mai 2017

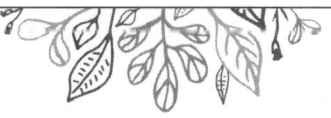

Wir sind alle nur Sternenstaub

Seit der Idee, etwas über das Thema der Wechseljahre zu schreiben, sind bis heute drei Jahre vergangen. In dieser Zeit hat sich vieles in meinem Leben verändert. Ich versuche ein Gleichgewicht zu finden zwischen Familie, Beruf und meinen Bedürfnissen. Ich habe eine Traumatherapie begonnen, die ein interessanter Teil meines Lebens geworden ist. Ich lege weniger Wert auf das Berufliche und ich bin unendlich faul geworden hinsichtlich einiger alltäglicher Dinge. Ich gehe zum Beispiel kaum noch in „normale" Supermärkte einkaufen, sondern schnappe mir einmal im Monat meine Gläser und fahre in einen „Unverpackt"- Laden, wo ich alles auffüllen kann: Mehl, Reis, Nüsse, Tee, Kaffee, Kosmetik usw. als Rohzutaten zur Weiterverarbeitung. Man könnte schon fast behaupten, meine Faulheit macht mich umweltbewusster, denn täglich einzukaufen kostet viel mehr Zeit und Geld. Andererseits habe ich das Gefühl, ich sitze großen Irreführungen und Abhängigkeiten auf. Ich weiß, man möchte mit mir viel, ja sehr viel Geld verdienen, aber ich möchte die ganzen abgepackten industriellen Nahrungsmittel nicht mehr. Ich möchte auch keine neuen Telefone und meine über die Jahre angesammelten Klamotten reichen mir vollkommen. Ich möchte keine kostenlosen Spiele, keine Einkaufspunkte und deren Prämien, keine Überwachung von meinem Leben, in meinem Leben. Ich engagiere mich für kleine Projekte zum

Allgemeinwohl in meinem Dorf. Ich unterstütze mit meinen Unterschriften und kleinen finanziellen Beiträgen Aktionen von großen Organisationen. Dies alles ein bisschen und so weit es mir möglich ist. Praktisch gesehen laufen mein Sohn und ich im Urlaub am Strand entlang, sammeln herumliegende Plastikflaschen ein oder wir angeln bzw. tauchen nach dem Plastikmüll im Wasser. Ich vermeide Verpackungen, wo immer es geht, früher ging es doch auch ohne sie. Es ist meine Sicht der Dinge, meine „homöopathische Wahnidee". Aber sie macht mir Spaß, erfüllt mich, gibt mir ein gutes Lebensgefühl.

An dieser Stelle bin ich nun angelangt in meinem Leben. Ich fühle mich reich beschenkt. Meine „Brille", mit der ich dir Welt sehe, fühlt sich gut an. Vielleicht ist es das, worum es im Leben geht: die passende Brille zu finden. Jede Frau trägt eine andere Brille, durch die sie die Welt sieht. Das, was sie sieht, sollte angenehme Gefühle in ihr hochkommen lassen. Dennoch, egal was Sie aus diesem Buch mitnehmen, vergessen wir nicht, dass wir „nur" Sternenstaub sind – Sternenstaub, aber was für einer! Mit unseren Gefühlen und Emotionen können wir die Welt positiv beeinflussen. Mahatma Gandhi sagte einmal: „Du musst die Veränderung sein, die du im Leben zu sehen wünschst." Die Veränderung kommt aus dir heraus. Sie heißt Glück und du musst nicht danach suchen, denn es findet dich.

Ich danke Jennifer Jünemann vom Windpferd Verlag und meiner Lektorin, Sylvia Luetjohann, für ihr Vertrauen. Die Zusammenarbeit hat mich mit viel Freude erfüllt. Ich fühle mich sehr gut aufgehoben, danke! Besonderen Dank an Angelika Marx, die geduldig mit mir die letzten Korrekturen durchgegangen ist und mein Buch so liebevoll gestaltet hat.

Ich danke meinem Sohn Carl, der wahrscheinlich lieber mit seiner Mama gespielt hätte, als sie vor dem Computer zu sehen. Es tut mir leid, mein Schatz, wir holen unsere Spielnachmittage nach.

Ich danke meiner Therapeutin, Ines Lindner, die mir neue Ansichten meines Lebens gewährt. Selbst wenn ab und zu ein Tränchen fließt, was zurückbleibt ist ein körperliches Wohlgefühl.

Ich danke meinen „alten" Freundinnen, insbesondere Carola, Kathrin, Gunhild und Regina, die mich schon so ein langes Stück auf meinem Lebensweg begleiten und mir genauso erlauben, sie ein Teil ihres Lebens zu begleiten.

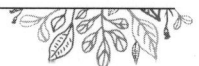

Ich danke meinen Lebenspartner, der mich indirekt unterstützt, indem er mich das machen lässt, was ich gern möchte, und wenn nötig mich auch finanziell unterstützt.

Danke an meine Schwester, die, wenn man sie braucht, da ist.

Ich danke meinen Eltern, denn sie sind wunderbar.

Vielen Dank an das Leben, das ich leben darf!

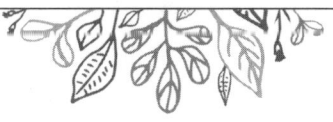

Warum Homöopathie wirkt – ein Erklärungsversuch

„Ich bin nicht ein Anhänger des Konstruktivismus, sondern ein Anhänger der Kopenhagener Interpretation. Danach ist der quantenmechanische Zustand die Information, die wir über die Welt haben ... Es stellt sich letztlich heraus, dass Information ein wesentlicher Grundbaustein der Welt ist. Wir müssen uns wohl von dem naiven Realismus, nach dem die Welt an sich existiert, ohne unser Zutun und unabhängig von unserer Beobachtung, irgendwann verabschieden.“

– Anton Zeilinger, Quantenphysiker, 7. Mai 2001 –

„In jedem Organ, jeder Zelle und jedem Stück unserer DNA liegt die mehr als 3,5 Milliarden Jahre lange Geschichte des Lebendigen.“

– Prolog aus: *Das Universum in dir* von Neil Shubin –

Weihnachten 2016 im norwegischen Tromsö. Ich sitze am Fenster und lese in dem Buch *Das Universum in dir* von Neil Shubin. Es geht von der These aus, dass in uns die Information des Lebens, ob Fisch, Schlange oder Mineral, schon seit mehreren Millionen Jahren enthalten ist. Für mich ist das die Basis für eine mögliche Erklärung, weshalb Homöopathie wirkt.

Ich möchte Sie mitnehmen auf einen ungewöhnlichen Ausflug und zwar zur Geschichte des Universums. Warum? Das Universum, der Himmel über uns, die Erde unter uns und die Ozeane, die Pflanzen, die Tiere und der Mensch bestehen aus nichts anderem als aus 95 natürlichen Elementen.

Doch fangen wir von ganz vorn an, nämlich mit etwas, das zunächst befremdlich wirkt: mit der Relativitätstheorie. Sie ist die Grundlage für den Nachweis der Entstehung unseres Universums, nämlich der Explosion und der Expansion eines extrem kleinen, extrem heißen, extrem verdichteten Punktes von Materie und Raumzeit. Die Relativitätstheorie wäre damit also letztendlich eine Idee, ein Einfall, wenngleich ein genialer. Es war eine Revolution, die die bisherigen Säulen der Physik ins Wanken brachte und den Grundstein für die Gesetze der Quantenmechanik legte. Diese wiederum beschreibt die Welt der Elementarteilchen, mit deren Hilfe das bis damals bestehende Periodensystem um einen Großteil der uns bis jetzt bekannten Elemente erweitert werden konnte. Heute sind 95 natürlich vorkommende Elemente nachweisbar, aus denen unsere Welt und Sie und ich bestehen. Desweiteren gibt es noch die Elemente 96 bis 118, die entweder künstlich erzeugt wurden oder bei denen man davon ausgeht, dass es sie geben muss. Die physikalischen Beweise hierfür stehen noch aus.

Doch was ist Quantendingsdabumsda überhaupt? Heisenberg, der Begründer der Quantenmechanik, stellte die Theorie auf, dass die Elektronen nur dann existieren bzw. sichtbar werden, wenn man sie beobachtet oder wenn sie in Wechselwirkung gehen; das wird als Heisenbergsche Unschärferelation bezeichnet. Sie materialisieren sich genau dann, wenn sie von einer Umlaufbahn zur anderen springen. Ansonsten lassen sich die Quanten nicht in die Karten schauen; sie können ihren Ort wechseln, ohne sich durch den Raum dieses Ortes zu bewegen, und sie können sich auch an zwei Orten gleichzeitig befinden. Deshalb erklären einige Theoretiker sogar, dass die Menschen

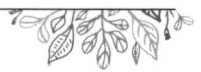

mit ihrem Verstand überhaupt erst die Materie erschaffen, weil die Umwelt sich erst dann materialisiert, wenn wir sie beobachten. Doch das wirklich Befremdliche an der Quantenmechanik ist, dass scheinbar kein Wissenschaftler bisher den Umfang dieser Theorie begriffen hat, werden Gesetze werden bestenfalls formuliert. Dennoch wird die Quantenmechanik überall in unserem Alltag genutzt, zum Beispiel im Transistorradio, Fernseher oder Handy, also überall, wo Informationen „fließen". Die Quantenmechanik wird in Zukunft erheblich unser Leben bestimmen.

Die Ansichten von dem österreichischen Quatenphysiker Professor Dr. Anton Zeilinger bestätigen meine Überlegungen, dass wir mehr und mehr in einer Welt leben, in der durch den Austausch von Informationen unser Leben immer sichtbarer wird: Alles Leben ist sozusagen Information. Zeilinger vertritt die Ansicht, dass es in erster Linie Informationen sind, die unsere Realität bilden. Damit sind wir bei etwas angekommen, das unser bisheriges Verständnis von Realität hart auf die Probe stellt: die Homöopathie. Doch vielleicht gibt es sie ja, die Erklärung für ihre Wirksamkeit, die dann eventuell ganz einfach ist.

Die Ausgangsbasis zum Verständnis der Homöopathie ist das Grundprinzip, Ähnliches mit Ähnlichem zu heilen, und die Verabreichung einer Arznei, bei der ein winziges Zuckerkügelchen mit präpariertem Wasser benetzt wurde, das eine Information enthält, die außergewöhnliche Reaktionen im Körper auslöst. Doch wer sich einmal vor Augen führt, welche chemischen Reaktionen im Körper losgetreten werden, weil man sich ein zusammengepresstes Pülverchen einwirft, der dürfte genauso den Kopf schütteln. Seit der Entwicklung der Homöopathie durch Samuel Hahnemann ab dem Jahre 1796 sind die Befürworter und Praktizierenden dieser außergewöhnlichen Heilmethode daran interessiert, den Beweis für die heilende Wirkung zu erbringen. Um die Wirkungsweise der Homöopathie zu verstehen, sollte man sich jedoch auch die Frage stellen, was eigentlich Leben ist und ob das Wasser als Informationsträger eine Rolle spielt und, wenn ja, welche.

Beginnen wir zunächst mit den Elementen, die letztendlich auch die Grundlage allen Lebens bilden. Elemente kommen überall in der Natur genauso wie im menschlichen Körper vor. Ein Element ist also eine besondere Art von Atom. Alle Atome eines Elements weisen die gleiche Anzahl von Protonen in ihrem Kern auf. Ihre charakteristischen Eigenschaften machen es möglich, überhaupt eine derart große

Anzahl von Elementen zu entdecken und in das Periodensystem ein-
zuordnen. Kombinationen von Elementen bilden Mineralien, Metalle
und Nichtmetalle.

Wenn man nun einen Chemiker fragen würde, wie viele und welche die wichtigsten Metalle sind, dann würde er kurz nachdenken und
sagen: Die für ihn wichtigsten Elemente, damit der menschliche Körper gut funktioniert, sind die Metalle Magnesium, Eisen, Zink, Kupfer,
Zinn, Vanadium, Chrom, Mangan, Molybdän, Kobalt und Nickel. Daneben würde er noch die sogenannten Alkalimetalle Natrium, Kalium
und Kalzium erwähnen. Das sind insgesamt 14 an der Zahl, die wir
mit der Nahrung, dem Wasser und der Luft aufnehmen und speichern.
Im menschlichen Körper messbar sind außerdem Spuren von Aluminium, Silber, Barium, Kadmium, Cäsium, Blei, Strontium und viele
andere Elemente in sehr geringen Mengen. Sie gehen in der Natur or-
ganische Verbindungen ein, zum Beispiel als Salze oder Säuren.

Doch ohne Frage sind Wasserstoff, Kohlenstoff und Sauerstoff
die Hauptelemente des Lebens, egal ob tierisches, pflanzliches oder
menschliches. Ohne sie wäre unsere Existenz auf dem Planeten Erde
nicht möglich. Da alles stirbt und alles aus Atomen besteht, schwirren
nun schon seit vielen Millionen Jahren die Atome der Elemente, Pflanzen und Tiere durch die Luft in dem geschlossenen System der Erde,
des Universums.

Wir wissen, dass wir Menschen hauptsächlich aus Kohlenstoff,
Wasserstoff und Stickstoff bestehen. Doch es sind die Kohlenstoff-,
Wasserstoff- und Stickstoffatome der irgendwann einmal zugrunde
gegangenen Elemente, Pflanzen und Tiere. Aus diesen Atomen bestehen wir, sie sind unsere persönliche Matrix der Spezies Mensch. Die
Elemente, so wie wir sie aus dem Periodensystem kennen, bilden zusammen mit den Pflanzen und Tieren das Herzstück der klassischen
Homöopathie. Pflanzen und Minerale finden wir besonders häufig in
Verordnungen, doch auch homöopathische Tierverschreibungen sind
mittlerweile keine Seltenheit mehr. Da wir in einem geschlossenen System leben, finden wir die Elemente nicht nur im menschlichen Körper,
sondern sie sind ebenso auch ein fester Bestandteil unseres Alltags.

In der Natur sind Minerale bzw. die Elemente bestrebt, ihre äußere Atomschale zu vervollständigen, indem sie ein Elektron abge-
ben oder aufnehmen. Es fließt Energie zwischen den positiv und den
negativ geladenen Teilchen. Bei unserer Nahrungsaufnahme machen

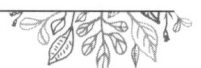

wir nichts anderes. Die Elektronen der Atmungskette entstammen im Wesentlichen denen der Kohlenhydrate, der Fette und der Proteine. Die erwähnte Atmungskette dient als Protonenpumpe in den Mitochondrien, um letztendlich die Energie zu produzieren, die es uns als Mensch ermöglicht, am Computer dieses Buch zu schreiben, aufzustehen, sich einen Kaffee zu kochen oder später mit dem Fahrrad einkaufen zu fahren. Wir essen, um uns am Leben zu erhalten. So schwirren jede Minute, jede Sekunde unendlich viele Elektronen hin und her, sowohl innerhalb als auch außerhalb unseres Körpers. Leben entsteht durch Dualität: Yin und Yang, positiv und negativ, hell und dunkel, Licht und Schatten. Sobald ein Ding zwei Seiten hat, fließt Energie, gibt es Leben. Auch in unserem Körper sind es die chemischen Elemente, die wir mit unserer Nahrung aufnehmen. Das sind vor allem die Kohlenhydrate, während die Fette und Eiweiße bemüht sind, ein chemisches Gleichgewicht herzustellen.

Leben ist ein in sich geschlossenes duales System, vergleichbar mit einem Stromkreis, in dem die Kationen zur Anode marschieren und die Anionen zur Kathode. Ist dieser Kreis geschlossen, fließt Strom bzw. Energie. Leben kann damit nur entstehen, wenn eine Dualität vorhanden ist. Leben ist eben auch Information. Doch es erreicht im Zusammenhang mit der Homöopathie noch einmal eine andere Dimension. Wir legen uns die Zuckerkügelchen auf die Zunge und siehe da, etwas verändert sich in unserem Körper. Wie aber kann man sich das erklären?

Nun, die Antwort lautet zunächst einmal, dass Verdünnen (Dynamisieren) und Verschütteln (Potenzieren) zusammengehören. Mit der Herstellung von Tabletten werden nicht-lösliche Ausgangsstoffe mit einfachem Milchzucker verrieben. Dabei wird der Milchzucker schrittweise der jeweiligen Potenzstufe entsprechend beigefügt. Die Verreibungszeit jeder Potenzstufe beträgt mindestens eine Stunde. Danach können sie in Alkohol gelöst und als Verschüttelung weiter potenziert werden. Bei der Technik der Verreibung werden durch den Prozess Schwingungsmuster des zu verreibenden Stoffes in die Schwingungsmuster des Milchzuckers hergestellt. Es ist anzunehmen, dass sich die Schwingungen in den Räumen der einzelnen Atome des Milchzuckers (sozusagen die „Arme" des Kohlenstoffes) mit den Schwingungen der Räume der einzelnen Atome der Kohlenstoffe vermischen oder besser, dass hier an dieser Stelle ein Informationsaustausch stattfindet, der dann durch Verschüttelung in Alkohol weiter potenziert wird. Auch bei den bekannteren Globuli wird ein Ausgangsstoff vielfach verdünnt und dann auf Zuckerkügelchen aufgesprüht.

Doch wie kann so etwas noch eine Wirkung entfalten? Meines Erachtens liegen die Antworten in der Theorie der Verschränkung von Quanteninformationen und der Theorie, dass Moleküle die Fähigkeit besitzen, Informationen der Gene nach Bedarf abzulesen. Anders ausgedrückt: in der Verbindung von Quantenbiologie und Epigenetik. Man hat nämlich bei der Erforschung des menschlichen Genoms herausgefunden, dass die Entschlüsselung der menschlichen Gene nicht ausreicht. Ein Großteil der menschlichen Gene einer Zelle wird mit Hilfe sogenannter epischer Marker zum Teil abgeschaltet und bei Bedarf wieder eingeschaltet. Dieser neue Wissenschaftszweig wird als Epigenetik bezeichnet. Sollte die Informationsanleitung auch einige Generationen später passieren können, dann könnte man die Epigenetik mit der Miasmenlehre in der Homöopathie vergleichen. Heutzutage geht man sogar davon aus, dass es für jeden einzelnen Menschen nur ein einziges Mittel gibt, das vor allem bei chronischen Erkrankungen helfen kann, da der epische Marker, der gewissermaßen über Generationen sein stilles Dasein im Erbgut gefristet hat, nun aktiviert wird.

Eine Theorie, die man durchaus salonfähig machen könnte. Das würde erklären, wieso Homöopathie nicht nachweisbar ist, weil die Quanten – wie schon erwähnt – sich nicht in die Karten schauen lassen und wir bis dato wahrscheinlich nach dem falschen Beweis gesucht haben. So könnte man die Homöopathie nun endlich doch noch erklären.

Trotzdem fehlt ein Puzzleteilchen, nämlich der Transport bis zum genetischen Marker. Halten wir weiter an der Theorie der Informationsübertragung fest und der Frage, ob das Wasser als Trägerstoff fungiert. Der Mensch besteht zum größten Teil aus Wasser (50 bis 80 %, abhängig von Alter und Geschlecht). Wasser besitzt einen sogenannten Dipolcharakter, denn es hat zwei Wasserstoffatome und ein Sauerstoffatom, die durch ihre schwachen Positiv-Negativ-Ladungen andere Sauerstoff- bzw. Wasserstoffmoleküle anbinden. Diese Molekülhaufen, auch Cluster genannt, sollen die Grundlage für das Gedächtnis des Wassers bilden. Die speziellen Clusterstrukturen des Wassers haben die Eigenschaften, sich zu binden und zu lösen, und zwar in einer ständigen Abfolge. In den Wasserstoffbrücken werden die Informationen und Energien gespeichert, mit denen dann die Cluster in einer

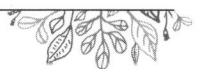

schnellen Abfolge immer wieder kommunizieren. Vibrations- oder Schwingungsenergie könnte demnach dafür verantwortlich sein, dass, während die Elektronen der homöopathische Ausgangsstoff und des Wassers bei der Verschütttelung „kollidieren", ein Abdruck der Arznei im Wasser hinterlassen wird. Je öfter verschüttelt wird, desto tiefer ist der Abdruck bzw. die Information des jeweiligen Arzneimittels, die in der Struktur des Wassers hinterlassen wird. Im Körper wird dann die Information auf die Struktur der körpereigenen Zellflüssigkeit übertragen oder, wie schon erwähnt, die heilende Information eingeschaltet.

Auf diese Weise erweist sich die homöopathische Medizin als Träger von Information in den Körper und funktioniert dort als biologische Anweisung, krankhafte Schwingungsmuster der Zellflüssigkeiten nachhaltig umzuprogrammieren, indem die obengenannten Marker aktiviert werden. Was ist noch drin in den Globuli, in den Dilutionen? Auf das Wesentliche herunter reduziert, nimmt das Wasser eine Information aus der Pflanze, des Minerals, der Tiersubstanz auf und verstärkt sie. Diese Information scheint ausgeschaltete Gene wieder einzuschalten bzw. zu verstärken. So stammen Schlangen, Vögel, Dinosaurier und neuzeitliche Reptilien von den vorzeitlichen Echsen ab. Und wer denkt, dass der Mensch kein Tier zu sein scheint, der wird eines Neuen belehrt, wenn seine epigenetischen Marker seine abgeschalteten Schlangengene wieder aktivieren.

Fassen wir noch einmal kurz zusammen: Unsere menschlichen Sinne haben sich über die letzten Jahrmillionen aus einem einzigen Gencode entwickelt. Die Wissenschaft geht heute davon aus, dass die elementare Mutationsrate der DNA 0,71 Prozent pro eine Million Jahre beträgt. In unserer DNA ist nicht nur unser genetischer Code gespeichert, sondern auch die Information der Erde der letzten Millionen Jahre. Die Homöopathie verstärkt demnach eine genetische Information, die man heute mit den neuen Wissenschaftszweigen der Epigenetik und der Quantenbiologie salonfähig macht. Also Samuel Hahnemann Superstar? Ein eindeutiges Ja von mir. Er ist nicht nur der Superstar, er ist der Einstein der Natur-Medizin, in deren Formel *Similia similibus curentur* sich die Einfachheit und Eleganz unserer Welt widerspiegelt.

Quelle: *Mythen des Wassers; Wissenschaftliche Untersuchungen von „belebtem" Wasser anhand der Grandertechnologie und AQUAvita.* Fachbereichsarbeit aus Chemie von Doris Kitzmüller, Linz 2005/2006

Zur Ruhe kommen

BARBARA KÜNDIG
LIFE MASTERY
Buch + CD
ISBN 978-3-86410-187-8

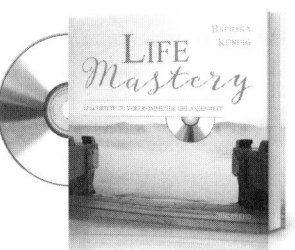

Mit 12 Schritten begibst du dich auf eine innere Reise mit dem Ziel nach Leichtigkeit, mehr Energie, innerer Ruhe und Gelassenheit. Ein psychologischer Ratgeber mit praktischen Übungen für ein neues Bewusstsein und ein erfülltes Leben.

BARBARA KÜNDIG
LIFE MASTERY –
Das Arbeitsbuch
Vollkommene Gelassenheit
in 12 Schritten umsetzen
ISBN 978-3-86410-201-2

Dieses praxisorientierte Tagebuch ist dein Begleiter und Coach über 12 Wochen in die vollkommene Gelassenheit. Für jeden Tag gibt es Tagesaffirmationen, kleine Übungen und Platz für deine Reflexion.
In nur 10 Minuten täglich, geht es Schritt für Schritt zur vollkommenen Gelassenheit.

Hör- und Leseproben unter www.windpferd.de